# 血液内科急危重症规范化诊治策略

XUEYE NEIKE JIWEI ZHONGZHENG GUIFANHUA ZHENZHI CELÜE

肖　毅◎主编

長江出版傳媒
湖北科学技术出版社

**图书在版编目（CIP）数据**

血液内科急危重症规范化诊治策略 / 肖毅主编 .
武汉 ： 湖北科学技术出版社， 2024. 11. -- ISBN 978-7
-5706-3454-5

Ⅰ . R552.059.7

中国国家版本馆 CIP 数据核字第 2024LY0491 号

策　　划：冯友仁　　　　责任校对：王晓博
责任编辑：张荔菲　　　　封面设计：喻　杨

出版发行：湖北科学技术出版社
地　　址：武汉市雄楚大街 268 号（湖北出版文化城 B 座 13—14 层）
电　　话：027-87679468　　　　邮　　编：430070

印　　刷：武汉科源印刷设计有限公司　　　　邮　　编：430299

889×1194　　1/16　　　　6.75 印张　　180 千字
2024 年 11 月第 1 版　　　　2024 年 11 月第 1 次印刷
定　　价：98.00 元

# 《血液内科急危重症规范化诊治策略》

## 编　委　会


主　　编　肖　毅

副 主 编　黄丽芳　朱晓健

编　　委（按姓名拼音排序）

曹　阳　高丽丽　洪振亚　黄　锦　黄丽芳

李春蕊　孟凡凯　王　迪　王高翔　王　珏

王　娜　肖　毅　杨　漾　郑　邈　周匡果

周　密　周晓曦　朱晓健

编写单位　华中科技大学同济医学院附属同济医院血液内科

# 前　言

血液系统恶性疾病以发病急、症状重、疗程长为特点，是危害人民生命健康的重大疾病类型。其中，以白血病、淋巴瘤、骨髓瘤等为代表的血液系统恶性疾病的发病率逐年升高，已进入成人肿瘤高发病率的前十大疾病之中。近年来，以免疫治疗和靶向治疗为代表的全新治疗模式不断在血液系统恶性疾病的治疗中大放异彩，包括干细胞移植、免疫检查点抑制剂、抗原靶向抗体、抗体药物偶联物、肿瘤疫苗和细胞过继免疫治疗。这些疗法已显示出具有长期缓解肿瘤的潜力，但也有需要解决的不足和临床应对方案，针对这些新的诊疗模式，亟须完善一套基础的标准化诊疗流程供年轻医师及进修医师学习。

华中科技大学同济医学院附属同济医院（以下简称同济医院）血液内科有着悠久而辉煌的历史，该科始建于1959年，由著名内科血液病学专家邵丙扬教授担任组长，唐锦治教授担任主任，先后在张瑶珍教授、刘文励教授、周剑峰教授、张义成教授的带领下，于1998年成为湖北省级重点学科，2000年成为临床血液病学博士后流动站，2007年成为国家级重点学科，2011年成为国家临床重点专科。同济医院血液内科在教学、临床、科研方面取得了长足的进步，不仅规范化诊断和治疗血液病，而且在抢救血液系统急危重症患者中积累了丰富的经验，对于血液系统急危重症的抢救已形成了一套完整的流程，同济医院血液内科也因此成为中南地区的血液病疑难急危重症救治基地。对于近年来热门的嵌合抗原受体T（CAR-T）细胞治疗的处理，同济医院血液内科同样走在全国的前列。同济医院血液内科是国内最早使用CAR-T细胞治疗复发/难治性B细胞淋巴瘤、多发性骨髓瘤的单位之一，在处理细胞因子释放综合征和免疫效应细胞相关神经毒性综合征方面积累了丰富的经验，能够及时识别和处理相关并发症，已帮助数千名接受CAR-T细胞治疗的患者获得了良好的生存。

本书集合了同济医院血液内科的骨干力量，对血液系统急危重症进行了系统的梳理，对出凝血疾病、贫血性疾病、肿瘤性疾病等进行了详细的介绍，重点阐述了血液系统急危重症的处理策略。全书内容全面，重点突出，同时注重新颖性，力求理论联系实际，具有很强的实用性，希望本书能够成为血液内科医生处理急危重症的好帮手。

肖毅　黄丽芳　朱晓健

2024年6月

# 目录

# 第一章　血液病急危重症处理策略

随着医疗技术的不断进步及医疗资源的不断完善，国内各大三甲综合医院和肿瘤医院都建立了血液专科，血液病的诊断和治疗逐渐规范化和专业化，有助于为患者提供全方位的诊断、治疗和护理服务。血液病急危重症是指严重的、危及生命的、与血液病有关的血液学改变，通常发病急骤、病情严重且进展快速，因此，及早诊断和紧急治疗尤为重要。目前，国内已有超200家医院拥有规模庞大的血液专科，并配备了相应的重症监护病房。血液重症监护病房的医生经过相关的培训和实践，具备血液病的专业知识和重症监护经验，可以同时兼顾血液病和急危重症的管理和治疗，为患者提供更好的医疗服务。同时，血液重症监护病房配备先进的监护设备，为患者提供更加安全有效的治疗。因此，作为一名临床医生，特别是血液专科医生，及时识别和处理血液病常见急危重症已成不可或缺的临床技能。

## 一、血液病的分类和发病机制

血液病根据恶性程度可分为良性和恶性两类，良性血液病主要包括营养不良性贫血、再生障碍性贫血、免疫性血小板减少性紫癜及血栓性血小板减少性紫癜等。恶性血液病主要包括白血病、淋巴瘤、骨髓瘤及骨髓增生异常综合征等。血液病也可根据累及血细胞的类型分为白细胞疾病、红细胞疾病和血小板疾病。白细胞疾病主要包括白血病、骨髓增生异常综合征，红细胞疾病主要包括缺铁性贫血、再生障碍性贫血和溶血性贫血，血小板疾病主要包括免疫性血小板减少症、血栓性血小板减少性紫癜。

血液病的发生机制十分复杂，涉及遗传因素、免疫因素、环境因素等诸多方面。①遗传因素：遗传因素是血液病发生的重要原因之一。某些血液病是由遗传基因突变引起的，从而导致血液系统中某些组成部分的产生、功能或数量发生异常，如镰状细胞贫血、血友病等。②免疫因素：免疫系统在维持人体正常造血和免疫功能中起着重要作用，免疫功能异常可能导致机体免疫系统攻击自身正常的细胞和组织，从而导致某些血液病的发生，如再生障碍性贫血、免疫性血小板减少症等。③外界因素：感染、化学毒素、放射线等外界因素可能对造血干细胞、血细胞等造成直接或间接损害，导致血液病的发生。④营养不良因素：缺铁性贫血、巨幼细胞性贫血等是由营养不良等原因引起的。⑤其他因素：血液病还与年龄、性别、环境污染等多种因素密切相关。总体而言，血液病通常是多个因素共同作用的结果，深入研究疾病的病因与发生机制对于预防和治疗血液病及其急危重症的意义重大，有助于为临床提供更有效的处理策略。

## 二、血液病急危重症概述

血液病急危重症是指由血液或造血系统疾病引起、短时间内病情严重恶化、威胁生命并且需要采取紧急处理措施的疾病状态，具有发病急骤、病情严重、快速进展、多系统受累及高死亡率等特点。此类疾病往往需要快速、准确、全面地评估和治疗，以免造成严重后果。根据疾病的特点和临床表现，可以将血液病常见的急危重症分为以下几种。

### 1. 中性粒细胞缺乏伴发热

血液肿瘤及其治疗都有可能造成骨髓抑制，导致白细胞和中性粒细胞下降，增加感染的风险。高达 80% 的血液恶性肿瘤患者在化疗过程中会经历至少 1 次中性粒细胞缺乏伴发热。中性粒细胞绝对计数（absolute neutrophil count，ANC）通常在化疗结束后的 7 ～ 10d 下降至最低值，发热风险随着 ANC 减少的持续时间和严重程度增加而逐渐增高。

### 2. 严重出血

出凝血疾病，如弥散性血管内凝血、免疫性血小板减少性紫癜、血栓性血小板减少性紫癜、灾难性抗磷脂综合征及获得性凝血因子缺乏等，根据患者凝血功能障碍和（或）血小板减少的程度，可以合并不同程度的出血症状，严重的出凝血疾病可能会出现严重大出血，危及生命。

### 3. 高钙血症

高钙血症见于 10% ～ 30% 的恶性肿瘤患者，血液肿瘤中以非霍奇金淋巴瘤和多发性骨髓瘤常见。高钙血症中大约有 20% 继发于骨转移或侵犯，发生率随着疾病的进展而增加，并提示预后不良。恶性肿瘤相关的高钙血症大多是由甲状旁腺激素相关肽（parathyroid hormone related-peptide，PTHrP）的活性增高所致的，PTHrP 促进破骨细胞活动，增加骨吸收，同时增强肾小管对钙的重吸收。临床工作中出现任何原因不明的高钙血症，需要注意有无恶性肿瘤。高钙血症的临床症状基于血清钙的绝对值和升高速度。

### 4. 肿瘤溶解综合征

肿瘤溶解综合征是一种罕见但危及生命的代谢危象，若不积极干预，死亡率可高达 80%。肿瘤溶解综合征由细胞内成分释放到血液循环中所致，主要包括钾、磷酸盐和尿酸，实验室检查显示高钾血症、高磷血症、低钙血症和高尿酸血症。临床表现主要包括疲劳、恶心、呕吐、脱水、癫痫发作和心律失常。肿瘤溶解综合征通常发生于快速增殖的恶性肿瘤中，最常见于血液恶性肿瘤患者化疗后，部分也可自发发生。一般而言，基础肾功能不全、合并基础病的老年患者和服用多种药物的患者发生肿瘤溶解综合征的风险更大。

### 5. 高黏滞综合征

高黏滞综合征是由血液中蛋白质或细胞成分显著过量导致血黏度升高所致的。恶性血液病中，华氏巨球蛋白血症发生高黏滞综合征的风险最高，高黏滞综合征患者中有 40% ～ 90% 继发于华氏巨球蛋白血症，肿瘤细胞分泌大量的 IgM 蛋白导致血黏度增加。多发性骨髓瘤是高黏滞综合征的第二大常见病因，异常增生的浆细胞分泌大量的单克隆免疫球蛋白同样导致血黏度增加。血黏度增加可能导致血液循环受阻和组织器官低灌注，影响组织器官的氧供和营养物质输送，引起多种临床症状，主要包括头痛、视力模糊、晕厥、呼吸困难和精神状态改变，典型高黏滞综合征三联征包括黏膜或皮肤出血、视力改变和局灶性神经功能缺损。

### 6. 高白细胞血症和白细胞淤滞综合征

高白细胞血症通常定义为白细胞总数 $\geqslant 100 \times 10^9$/L，需要注意的是，白细胞淤滞综合征在白细胞计数低于此值时仍可能发生，高白细胞血症和白细胞淤滞综合征最常见于急性白血病，病理机制主要是快速增殖和细胞黏附被破坏导致大量的白血病细胞从骨髓释放入血，从而导致微血管闭塞、组织缺血缺氧和梗死。此外，高白细胞血症患者有发生肿瘤溶解综合征和弥散性血管内凝血的风险。白细胞淤滞综合征发生机制主要有两种，一是白血病原始细胞通常比成熟白细胞更大、更不易变形，可能导致微血管闭塞；二是白血病原始细胞与血管内皮之间存在异常的相互作用，这种异常的相互作用继发于原始细胞表面黏附分子的异常表达。白细胞淤滞综合征的临床症状与高黏滞综合征相似。

### 7. 细胞治疗并发症

细胞治疗，特别是嵌合抗原受体 T 细胞治疗（chimeric antigen receptor T cell therapy，简称 CAR-T 细胞治疗），已经成为治疗复发 / 难治性血液肿瘤的重要手段。细胞因子释放综合征和免疫效应细胞相关神经毒性综合征是 CAR-T 细胞治疗的两大并发症。细胞因子释放综合征是由 CAR-T 细胞受到抗原激活并释放大量炎症细胞因子导致的，临床症状主要包括发热、低氧血症和低血压。全身炎症细胞因子释放导致内皮细胞过度活化和血脑屏障通透性增强，进一步诱导炎症细胞浸润导致神经元功能障碍，诱发免疫效应细胞相关神经毒性综合征，其临床症状主要包括意识障碍、认知障碍和抽搐或癫痫。

## 三、血液病急危重症的临床表现和诊断

血液病急危重症的临床表现因具体疾病类型和个体情况而异，主要包括发热、疲乏乏力、皮肤苍白、出血、淋巴结肿大和骨髓抑制，严重者甚至合并多器官功能障碍。血液病急危重症通常影响患者的正常造血功能，从而导致患者出现贫血、感染和出血倾向。贫血患者机体供氧能力降低，皮肤和黏膜组织苍白，容易出现疲劳、乏力、心慌气短等症状。感染、发热是血液病急危重症的常见症状，血液病患者机体免疫力下降，容易感染各种细菌、病毒和真菌，出现发热症状，严重者甚至出现败血症、感染性休克。出血症状根据患者凝血功能障碍或血小板减少的程度，可表现为皮肤黏膜、肺部、肠道、泌尿系统及颅内出血。

急危重症患者需要尽快通过病史、临床症状、体格检查、实验室检查和影像学检查结果确定病因、

病情严重程度和相关并发症。全面的病史询问和体格检查是疾病诊断的基础，详细了解患者的病史，包括疾病的病程、症状的发生和发展规律、家族史、暴露史及既往用药史等情况，配合仔细的体格检查可以帮助医生初步了解患者的病情，并指导进一步的实验室检查和影像学检查。实验室检查在诊断血液病急危重症中起着重要作用，常规实验室检查包括血常规、血生化、凝血功能、骨髓细胞学及组织学等，有助于医生评估患者的血细胞水平和造血功能。影像学检查也有助于对血液病急危重症进行诊断，常用的影像学检查包括 X 线、超声、CT、MRI 等，用于评估淋巴结、脾脏、肝脏及骨髓等部位的病变以及筛查是否存在其他病变或并发症。需要注意，由于血液病急危重症种类繁多，临床表现和诊断方法各异，因此在确定具体的病因和诊断时，需要结合具体情况综合分析，并在临床实践中积累经验。

## 四、血液病急危重症的处理策略

### 1. 生命体征支持

对于急危重症患者，需要密切关注生命体征，优先保证患者生命体征的平稳。免疫功能低下的血液病患者最容易发生感染，一旦发生感染，患者可能出现发热症状，需要积极进行退热治疗。若出现休克导致血压不稳定的情况，及时补液并给予去甲肾上腺素、多巴胺等升压药物来维持血压稳定；合并室上性心动过速、心房颤动等心律失常的情况时，需要心内科医生协助治疗，积极纠正控制心律失常。若因肺部感染导致血氧饱和度下降，首先给予呼吸支持，通常采取鼻导管或者面罩吸氧、经鼻高流量吸氧等措施以改善患者的氧合状况，必要时可以考虑气管插管。

### 2. 成分输血

成分输血，简而言之就是替代治疗。一般而言，血红蛋白低于 70g/L 时给予红细胞输注，从而提高携氧能力。血小板低于 $10 \times 10^9$/L 时给予血小板输注以预防严重出血。粒细胞缺乏合并严重感染的患者，若在充分使用抗感染药物治疗的情况下仍然无法有效控制感染，必要时可以考虑给予粒细胞输注，但是需要重点注意抗过敏治疗、白细胞淤滞综合征和输血相关的移植物抗宿主病。由于严重的不良反应，粒细胞输注近年来已较少使用，但必要时也可考虑输注。

### 3. 刺激造血

刺激造血可以有效地帮助患者恢复造血系统功能。粒细胞缺乏的患者可以给予长效或短效人重组粒细胞集落刺激因子治疗。贫血患者可以给予促红细胞生成素或低氧诱导因子脯氨酸羟化酶抑制剂（罗沙司他）等药物促进红系造血。血小板减少患者可以给予白介素－11、重组人血小板生成素或血小板生成素受体激动剂等药物促进血小板生长。

### 4. 稳定内环境

血液病患者由于一般状况不佳、合并感染、脏器功能障碍或代谢并发症等原因，容易出现内环境紊乱，如电解质紊乱、营养不良、脱水和液体失衡等，需要积极监测并及时采取相应支持治疗措施稳定内环境。同时，一些合并基础疾病（如高血糖、高血压和高血脂等）的患者，或者在使用某些药物的过程中出现继发性的高血糖和高血压的患者，需要密切监测，必要时使用相应药物进行调节，以保证患者内环境始终处于一个相对稳定的状态，从而有助于疾病的治愈。

### 5. 抗感染治疗

血液病患者大多存在中性粒细胞缺乏，免疫功能低下，属于感染的高危人群。此类患者一旦出现感染，炎症相关临床症状和体征常不明显，病原菌及感染灶也不明确，发热可能是感染的唯一征象，如未及时给予恰当的抗感染治疗，容易危及生命。为了及时确诊和治疗，需要积极检测感染指标和寻找病原学证据，从而确定感染致病病原微生物的种类。鉴定致病病原微生物时，除常规方法外，临床疑难和未知病原微生物检验可采用宏基因组下一代测序（metagenomic next-generation sequencing，mNGS）技术，同时及时给予经验性抗感染治疗。经验性治疗的原则是覆盖可迅速引起严重并发症或威胁生命的最常见和毒力较强的病原菌，同时考虑本区域、本院及本科室感染的流行病学覆盖耐药菌，直至获得准确的病原学结果。若存在复杂的临床表现或耐药菌定植、发生过耐药菌感染或本中心粒细胞缺乏伴发热因耐药菌导致感染常见，通常采用降阶梯的抗感染治疗策略，先使用强效抗生素，如碳氢酶烯类或抗革兰阳性菌类抗生素，抗生素使用无效时，注意是否有耐药菌感染，必要时加用抗真菌药物治疗。若无复杂临床表现、不确定有无耐药菌定植、此前无耐药菌感染和本中心粒细胞缺乏伴发热因耐药菌导致感染罕见，则采用升阶梯治疗原则，如抗假单胞菌头孢菌素或β内酰胺酶抑制剂复合制剂。另外，对于EB病毒和巨细胞病毒等各种病毒感染、结核杆菌等特殊病原菌、肺孢子虫肺炎等少见感染和一些罕见的寄生虫感染，需要重点关注和预防。对于血液病患者，抗感染治疗应该采用个体化的方案，以免发生危及生命的情况。

### 6. 血液净化治疗

血液净化是血液病重要的治疗手段之一，主要包括血浆置换、血液透析等。血浆置换可以去除血浆中与疾病发生相关的某些有害成分，如致病性抗原抗体、免疫复合物等，以达到治疗的效果。对于某些免疫相关的血液病，如血栓性血小板减少性紫癜、重症溶血性贫血等，血浆置换是有效的治疗方法。此外，华氏巨球蛋白血症出现高黏滞综合征，同样可以采用血浆置换清除多余的病态蛋白质。真性红细胞增多症或原发性血小板增多症患者，可以使用相应的单采设备去除多余的红细胞或血小板。若患者出现心肺功能不全，可以采用持续性血液滤过治疗清除体内多余的液体，减轻患者的心肺负荷，稳定内环境。总之，血液净化治疗可以帮助患者清除体内多余的物质，维持内环境稳定，为患者的康复提供必要支持。

### 7. 原发疾病治疗

患者整体情况的稳定依赖于原发血液病的控制和治疗，血液病的主要治疗手段包括化疗、造血干细胞移植、靶向治疗和免疫治疗等，具体的治疗方法取决于疾病的类型和个人情况。化疗是血液系统恶性疾病的常规治疗手段之一，可以有效杀死肿瘤细胞，诱导疾病达到缓解，白血病、淋巴瘤和骨髓瘤等血液恶性肿瘤通常需要积极化疗。对于淋巴瘤合并噬血细胞综合征的患者，需要积极治疗淋巴瘤，以稳定噬血细胞综合征的转归。某些血液病急危重症的情况，如重型再生障碍性贫血合并严重感染，需要紧急进行造血干细胞移植或者联合免疫抑制治疗，以尽快恢复患者的中性粒细胞，控制感染症状。其他血液系统非恶性疾病合并急危重症的情况同样需要控制原发疾病。例如，积极使用糖皮质激素等治疗手段控制溶血性贫血的溶血症状，稳定血红蛋白水平，以便患者的生命体征和氧合状态得到稳定；采用血小板输注、重组人血小板生成素或血小板生成素受体激动剂纠正因血小板减少导致的致命性大出血。因此，发生血液病急危重症时，需要针对原发疾病进行治疗，只有原发疾病得到缓解，才能稳定患者的危急病情，使其脱离生命危险。

### 8. 心理疏导

血液病的治疗通常是一个复杂且漫长的过程，会对患者和家属造成巨大的心理和经济压力。在疾病的治疗过程中，患者和家属经常会出现焦虑情绪，医务人员需要积极对其进行心理疏导。首先，医务人员可以与患者和家属进行沟通交流，给予他们心理支持和鼓励，帮助他们正视和化解焦虑情绪；其次，医务人员需尽可能从患者经济角度出发，选择高效且相对经济的治疗方法，减轻患者的经济负担；再者，医务人员应关注患者的心理状态，必要时可以请精神科医生协助诊疗，进行抗焦虑和抗抑郁治疗，从而改善患者的不良情绪。总体而言，提供心理支持和维护患者的心理健康是血液病治疗中不可或缺的一部分，有助于减轻患者的焦虑和压力，提高治疗效果。

（肖毅）

# 第二章　出凝血疾病

## 第一节　弥散性血管内凝血

弥散性血管内凝血（disseminated intravascular coagulation，DIC）是一种在严重原发病基础之上，以机体广泛的微血栓形成，伴随继发性纤溶亢进为特征的获得性全身性血栓 - 出血综合征。DIC 并非一种独立疾病，而是继发于严重疾病的病理过程。由于血管内皮细胞损伤，血小板活化，凝血反应启动，从而导致弥散于血管内特别是毛细血管内的微血栓形成。在这一过程中，血小板和凝血因子因大量消耗而减少，继发性纤溶亢进又导致凝血因子大量降解，产生具有抗凝血活性的纤维蛋白（原）降解产物，从而引起多脏器栓塞和功能衰竭、广泛严重的全身出血、顽固性休克及微血管病性溶血性贫血。大多数 DIC 起病急骤，病情复杂，发展迅猛，诊断困难，预后凶险，如不及时识别处理，常危及患者生命。

### 一、病因与发病机制

#### （一）病因

1. 感染性疾病

细菌包括革兰阴性及阳性菌感染、重症结核。病毒如流行性出血热、重症病毒性肝炎、病毒性肺炎等，其他还有原虫、立克次体、螺旋体及真菌感染等。

2. 恶性肿瘤

多种造血系统恶性肿瘤如急慢性白血病、淋巴瘤，其中发病率最高的是急性早幼粒细胞白血病；其他实体瘤以肺癌、胰腺癌、前列腺癌、肝癌多见，且广泛转移者更易诱发 DIC。

### 3. 病理产科

为急性 DIC 常见病因，包括妊娠高血压综合征、羊水栓塞、胎盘前置、胎盘早剥、死胎滞留及感染性流产等。

### 4. 外科大手术及严重创伤

特别是涉及富含组织因子（tissue factor，TF）的器官如肺、前列腺、胰腺、肾上腺、颅脑手术，联合器官移植，以及严重创伤如多发性骨折、挤压伤综合征、严重烧伤等，均可诱发 DIC。

### 5. 内科与儿科疾病

各种原因所致的休克、恶性高血压、严重缺氧、重症肝病、急性胰腺炎、急性肾小管坏死及肾病综合征、溶血性贫血、糖尿病酮症酸中毒及系统性红斑狼疮等。

## （二）诱因

### 1. 休克

休克为 DIC 的表现，亦是 DIC 发病诱因，其主要原因有：①血流动力学紊乱，血流缓慢；②多种生物介质活化血小板，激活凝血过程；③组织细胞的缺氧坏死，引起 TF 释放；④合并代谢性酸中毒；⑤血管通透性增加、血浆外渗，引起血液浓缩及黏滞度增高。

### 2. 酸中毒

败血症合并酸中毒，DIC 发生率增加 3 ～ 4 倍。酸中毒诱发 DIC 的机制有：①血液凝固性升高；②血小板聚集性增强；③酸性代谢产物对内皮细胞造成损伤。

### 3. 单核 – 巨噬系统功能受抑

严重肝病、脾切除术后、糖皮质激素大量应用可封闭单核巨噬细胞功能，降低其清除已激活凝血因子的能力。

### 4. 缺氧

组织坏死，细胞溶解，内皮细胞损伤，TF 表达释放。

### 5. 妊娠

妊娠期多种凝血因子水平增高，如高纤维蛋白原血症、血小板活性增强、纤溶活性减低、血流动力学异常均可能导致 DIC 的发生。

## （三）发病机制

DIC 发病机制甚为复杂，且可因基础疾病不同而异，现将其归纳如下。

### 1. 血管壁损伤

在各种病因（如缺血、缺氧、内毒素、抗原抗体复合物、酸中毒等）的作用下，血管内皮细胞会发生两种变化：轻度损伤（亦称内皮激活）和重度损伤。轻度损伤主要涉及功能变化，包括：①血管性血友病因子（von Willebrand factor，vWF）合成释放增加；②血小板活化因子释放；③合成凝血因子Ⅴ，表达 TF；④合成分泌纤溶酶原激活物抑制物（plasminogen activator inhibitor，PAI）。重度损伤表明血管壁结构破坏，包括：①血小板黏附于胶原；②伴随血小板黏附聚集出现血小板释放反应；③ TF 合成和活性增加；④抗凝蛋白含量及活性下降。无论内皮激活或血管壁结构缺损均可导致血浆内皮素升高。

### 2. 血小板活化

血小板活化包括血小板聚集直接形成血小板血栓、刺激花生四烯酸代谢与血栓素 A2 生成、活化的血小板释放 $PF_3$ 促进凝血、血小板释放腺苷二磷酸（adenosine diphosphate，ADP）和 5- 羟色胺（5-hydroxytryptamin，5-HT）加速诱导血小板聚集及收缩血管作用。

### 3. 凝血途径的激活

凝血途径的激活是 DIC 发病机制中最重要的一环。组织损伤、内毒素血症、感染等可使 TF 及其类似物释放入血而启动外源性凝血过程。血管内皮受损，凝血因子Ⅻ和内皮下胶原组织发生接触激活而启动内源性凝血过程。细菌内毒素、血浆中游离饱和脂肪酸、抗原抗体复合物等可直接激活凝血因子Ⅻ。

### 4. 抗凝系统受损

抗凝血酶Ⅲ（antithrombin Ⅲ，AT-Ⅲ）是最主要的凝血抑制物，其血浆水平下降，一方面由于激活的中性粒细胞释放弹性蛋白酶的水解作用，另一面则由于 AT-Ⅲ的生成受到干扰。蛋白 C 系统的破坏导致以产生活化蛋白 C（activated protein C，APC）来维持血液循环中抗凝系统稳定的能力下降。DIC 患者存在获得性组织因子途径抑制物（tissue factor pathway inhibitor，TFPI）的不足或功能缺陷。

### 5. 纤维蛋白溶解系统功能紊乱

DIC 早期凝血系统被激活，而由于血管内皮细胞持续高表达 PAI-1，同时缺氧使纤溶酶原激活物合成减少，PAI-1 释放增加导致纤溶系统极度受抑。晚期 DIC 可产生继发性纤溶亢进。

### 6. 炎症反应及免疫反应促进 DIC 的发生

过量的炎症因子及失调的补体系统可通过激活血管内皮细胞、改变血管通透性等诱发及促进 DIC 的发生及持续。

## 二、病理生理及临床表现

### （一）病理生理

（1）微血栓形成：是 DIC 最本质的病理变化。

（2）凝血障碍：是 DIC 最常见的病理变化，临床上以广泛再发性出血倾向为特征。

（3）微循环衰竭：微循环衰竭与 DIC 互为诱因，是 DIC 最常见的后果。

（4）微血管病性溶血：①缺氧与酸中毒使红细胞可塑变形能力降低；②微血栓形成，可塑性降低的红细胞在通过纤维蛋白网时受到挤压而破碎；③败血症 DIC 时，内毒素与纤溶碎片 D 激活补体系统，引起白细胞的趋化反应，产生大量自由基，使红细胞代谢及结构发生改变，导致溶血。

## （二）临床表现

DIC 除原发病表现外，常见有四大临床表现，即出血、休克、微血栓形成和微血管病性溶血性贫血。但有些慢性 DIC 患者（特别是肿瘤引发的）仅有实验室检查异常而无任何临床表现。

### 1. 出血

出血是 DIC 最引人注意的表现，发生率达 80% ～ 90%。DIC 出血常有以下特点：①早期表现为穿刺部位瘀斑或出血不止或试管血不凝固；②最常见的为皮肤、黏膜自发性出血，表现为瘀点、瘀斑，甚至大片广泛紫癜伴中心皮肤黏膜栓塞性坏死，手术、穿刺和导管部位出血不止；③不能用原发病解释的多部位（一般至少 2 个部位）、多脏器的自发性出血；④严重者可致颅内出血，且常为 DIC 致死原因；⑤适当采用抗凝辅以补充凝血因子和血小板治疗，可取得较好效果。

### 2. 休克

休克与低血压是 DIC 的主要表现，也是诊断依据之一，常发生于革兰阴性菌败血症患者。DIC 时休克本身无特殊性，但由于继发于严重基础疾病之上，易被基础疾病的临床征象所掩盖而不易识别。DIC 休克一般有以下特点：①起病突然，早期找不到明确病因；②常伴有全身多发性出血倾向，但休克程度与出血症状不相称；③早期出现重要脏器的功能障碍；④休克多甚顽固，常规抗休克治疗效果不佳。

### 3. 微血栓形成

微血栓形成是 DIC 最早期的表现之一，但较隐匿，不易识别。皮肤、黏膜微血栓表现为血栓性坏死，主要特点为全身出血性皮肤瘀斑进展为边界清晰的紫黑色皮肤坏死，主要分布在循环末端如指、趾、鼻和外生殖器等。肺微血栓常导致急性呼吸窘迫综合征，表现为不明原因的呼吸快、低氧血症；肾微血栓引起急性肾衰竭，表现为少尿、无尿；心脏微血栓轻者表现为不明原因的心跳加快，重者导致心功能不全及急性心肌梗死；脑组织受累可表现为意识模糊、嗜睡与昏迷等。广泛的微血栓形成也是引起多脏器功能衰竭的重要因素。

### 4. 微血管病性溶血性贫血

患者可出现不明原因的与出血程度不成比例的贫血症状，可并发寒战、高热、黄疸、血红蛋白尿等，外周血出现较多的红细胞碎片（＞ 2%）和（或）畸形红细胞。微血管病性溶血性贫血的征象并非一定与 DIC 共存，也可在急性肾衰竭、血栓性血小板减少性紫癜、肿瘤广泛转移、恶性高血压等疾病中出现，所以在考虑微血管病性溶血性贫血与 DIC 的关系时应加以鉴别。

# 三、诊断与鉴别诊断

## （一）诊断标准

诊断标准根据《弥散性血管内凝血诊断与治疗中国专家共识（2012 年版）》，具体如下。

（1）存在易致 DIC 的基础疾病，如感染、恶性肿瘤、病理产科、大型手术及创伤等。

（2）有下列 1 项以上临床表现：①多发性出血倾向；②不能用原发病解释的微循环障碍或休克；③广泛性皮肤及黏膜栓塞、灶性缺血性坏死、脱落及溃疡形成，或不明原因的肺、肾、脑等脏器功能衰竭。

（3）同时有下列 3 项以上实验室检查结果异常：①血小板计数 $< 100 \times 10^9/L$ 或呈进行性下降；②血浆纤维蛋白原含量 $< 1.5g/L$（肝病 $< 1.0g/L$，白血病 $< 1.8g/L$）或 $> 4.0g/L$ 并呈进行性下降；③血浆鱼精蛋白副凝试验（又称 3P 试验）阳性，或血浆纤维蛋白降解产物 $> 20mg/L$ 或血浆 D– 二聚体水平增高（阳性）；④凝血酶原时间（prothrombin time，PT）延长或缩短 3s 以上，或活化部分凝血活酶时间（activated partial thromboplastin time，APTT）延长 10s 以上。

## （二）鉴别诊断

### 1. 重症肝病

重症肝病的出血机制较为复杂，涉及内皮损伤、血小板减少激活、凝血因子减少、纤溶亢进多种因素，临床上与重症肝病诱发的 DIC 较难鉴别。肝病合并 DIC 的诊断较其他疾病引起的 DIC 有更加严格的要求，其中引人注意的是凝血因子Ⅷ的变化。目前认为凝血因子Ⅷ可能由肝间质组织等单核巨噬细胞系统合成，在肝病时尽管大多数凝血因子合成减少，活性下降，但由于库普弗细胞功能亢进、凝血因子Ⅷ活性增强、内皮损伤导致 vWF 水平升高。当肝病合并 DIC 时，由于凝血因子的消耗，凝血因子和 vWF 水平下降。所以，凝血因子Ⅷ活性高低是单纯肝病性出血和肝病合并 DIC 鉴别诊断的要点之一。

### 2. 原发性纤维蛋白溶解亢进

本病罕见，在出血倾向、纤维蛋白原水平低下及纤溶亢进方面与 DIC 十分相似，但本病不涉及血小板的活化和下降，无凝血反应的启动和内皮细胞损伤。D– 二聚体理论上只见于 DIC，有鉴别诊断意义。

### 3. 血栓性血小板减少性紫癜

以血小板血栓形成为主要病理变化，临床上以血小板减少性出血、微血管病性溶血、神经精神症状、发热和肾功能损害为特征，表现与 DIC 有较多相似之处。但本病少见休克和呼吸衰竭，微血管病性溶血重，无凝血及纤溶系统的激活，血浆置换可奏效。

## 四、治疗原则

### 1. 治疗原发病，消除诱因

原发病的治疗是终止 DIC 病理过程的关键。如积极控制感染，抗生素应足量早期联合应用，选择敏感杀菌药物，对于革兰阴性菌感染，应考虑到抗生素诱导的内毒素释放效应，尽可能使用低诱导内毒素释放的抗生素。积极抢救休克，改善微循环，主要措施有补充血浆容量、输血浆及白蛋白等，合理应用血管活性药物。纠正酸碱失衡、电解质紊乱及缺氧。

### 2. 抗凝治疗

抗凝治疗是阻断 DIC 病理过程的最重要措施之一，目的在于抑制广泛性微血栓形成，防止血小板和凝血因子的进一步消耗，为重建凝血－抗凝平衡创造条件。

（1）肝素。DIC 凝血的启动几乎均首先形成凝血因子Ⅹa，再形成凝血酶。一般认为抗凝治疗中，抗凝血因子Ⅹa 活性与其抗凝能力密切相关，而抗凝血酶活性则与用药后出血并发症有关。鉴于低分子肝素抗Ⅹa 作用远大于抗凝血酶活性（4：1），而普通肝素为 1：1，因此低分子肝素抗 DIC 疗效优于普通肝素。低分子肝素用法如下。①预防：每天总量 50 ～ 100U/kg，分 2 次皮下注射，疗程 5 ～ 10d。②治疗：每天总量 200U/kg，分 2 次皮下注射，疗程 5 ～ 8d。用药过程监测 APTT，控制 APTT 延长 1 ～ 1.5 倍。

（2）戊聚糖钠。戊聚糖钠完全通过化学合成，更多地优于普通肝素和低分子肝素。它通过与 AT-Ⅲ结合，高选择性地抑制凝血因子Ⅹa 活性，使凝血反应过程在核心步骤被阻断，疗效确切，副作用小。用法：每天皮下注射戊聚糖钠 1.5 ～ 3mg，连续 10d。已用于 DIC 和大型骨科手术预防静脉血栓栓塞的发生。

### 3. 抗纤维蛋白溶解药物

DIC 时抗纤溶药物应慎重选择，药物包括 6- 氨基已酸、对羧基苄胺、氨甲环酸、抑肽酶等。

用药的参考指标：① DIC 早期，以微血栓形成为主，无明显继发性纤溶亢进，不论是否已进行肝素或其他抗凝治疗，不宜应用抗纤溶药物；② DIC 中期，此期仍以微血栓形成为主，开始出现继发性纤溶亢进现象，可在应用足量肝素的基础上，加用小剂量抗纤溶药物；③ DIC 晚期，此期微血栓形成已基本停止，继发性纤溶亢进是主要矛盾，故在使用适量肝素的基础上，可大剂量应用抗纤溶药物，特别是抑肽酶等制剂。对于有出血倾向而没有排除 DIC 或怀疑为 DIC 所致的患者，不宜将抗纤溶药物作为首选的止血药予以使用，以免诱发或加重 DIC。

### 4. 血小板及凝血因子补充

适当输注新鲜血浆、纤维蛋白原、血小板、凝血酶原复合物，以补充消耗的凝血因子，纠正出血倾向。

### 5. 其他治疗

（1）糖皮质激素：可抗休克，抑制纤溶活性，稳定溶酶体膜，诱导脂调素表达，抑制磷脂酶 A2，减少血栓素产生，抑制细胞因子合成。其缺点是封闭单核－巨噬细胞功能，抑制血管内皮细胞表达

TFPI。应用原则为宁早勿晚、短期大量，避免长期使用。

（2）抑制白细胞 - 血管内皮细胞反应：选用己酮可可碱、抗白细胞黏附分子 CD11/CD18 单抗。

（3）保护单核 - 巨噬细胞系统功能：给予含纤连蛋白的冷沉淀物。

（4）1- 去氨基 -8-D- 精氨酸血管加压素：可降低内毒素引起的循环 PAI-1 活性及生成。

（洪振亚）

# 第二节 原发免疫性血小板减少症合并严重出血

原发免疫性血小板减少症（idiopathic thrombocytopenic purpura，ITP），是一种获得性自身免疫性出血性疾病，以无明确诱因导致孤立性外周血小板计数减少为主要特点。该病存在血小板减少、血小板生存时间缩短及抗血小板抗体出现、骨髓巨核细胞增多伴成熟障碍等特征，临床表现既可以为无症状的血小板减少、皮肤黏膜出血，也可表现为严重内脏出血或致命性出血。

## 一、病因与发病机制

ITP 是一个排他性诊断。血小板减少的其他常见原因包括：药物诱导的血小板减少，慢性肝病或脾功能亢进，感染引起的骨髓抑制或血小板计数短暂下降，自身免疫性疾病，甲状腺疾病，同种免疫性血小板减少，假性血小板减少及先天性血小板减少等。

ITP 发病机制复杂，其中机体免疫功能失调及相关细胞因子的紊乱是关键的致病环节。传统观念认为 ITP 主要发病机制是血小板自身抗原免疫耐受性的丢失，抗血小板自身抗体靶向血小板，通过激活 Fcγ 受体，在脾脏酪氨酸激酶的调控下，使血小板在脾脏和（或）肝脏中的破坏增加。血小板抗体主要分两大类，一类主要是以人类白细胞抗原（human leucocyte antigen，HLA）Ⅰ类为抗原靶位的抗体，即血小板表面相关抗体（包括 PAIgG、PAIgM、PAIgA），特异性较差；另一类抗体是针对血小板膜糖蛋白（platelet glucoprotein，GP）的抗体，与前者相比特异性强，又称血小板特异性抗体，据其抗原靶位不同分为抗 GPⅡb/Ⅲa 抗体、抗 GPⅠb/Ⅸ抗体、抗 GPⅠa/Ⅱa 抗体、抗 GPⅣ抗体、抗 CD31 抗体等。但 50% 的 ITP 患者体内并没有检测到血小板抗体，提示 ITP 的发病存在其他机制的可能。T 淋巴细胞是机体重要的免疫调节细胞。研究表明 IgG 抗血小板抗体的产生需要血小板 GP- 特定的自身反应性 $CD4^+$ T 细胞的活化，也就是说，GPⅡb/Ⅲa- 反应性 $CD4^+$ T 细胞能促进抗血小板抗体的产生，因此 $CD4^+$T 细胞在 ITP 的病理过程中起着重要的作用。在 ITP 患者体内观察到辅助性 T 细胞向辅助性 T 细胞 1 和辅助性 T 细胞 17 表型的转化，调节性 T 细胞活性降低，而细胞毒性 T 细胞增加。进一步研究发现引起吞噬血小板的抗原由主要组织相容性复合体Ⅱ类呈递给 T 细胞受体，刺激自身反应性 T 细胞。体液和细胞免疫异常活化，共同介导血小板破坏的增加，并可抑制巨核细胞生成血小板。综上所述，体内多环节、多因素共同作用导致了 ITP 的发生、发展。

## 二、诊断

### 1. 诊断要点

ITP 的诊断是临床排除性诊断，诊断要点包括以下几点。

（1）至少两次血常规提示血小板计数减少，血细胞形态无异常。

（2）脾脏一般不增大。

（3）骨髓检查：巨核细胞计数增多或正常，伴成熟障碍。

（4）需排除其他继发性血小板减少症（常见继发血小板减少病因）。

### 2. 分类

根据确诊后的时间长短和病情轻重将 ITP 分为以下几种。

（1）新诊断 ITP：确诊后 3 个月以内的 ITP 患者。

（2）持续性 ITP：确诊后 3 ～ 12 个月血小板持续减少的 ITP 患者，包括没有自发缓解和停止治疗后不能维持完全缓解的患者。

（3）慢性 ITP：指血小板持续减少超过 12 个月的 ITP 患者。

（4）重症 ITP：血小板计数 $< 10 \times 10^9$/L 且就诊时存在需要治疗的出血症状或常规治疗中发生新的出血而需要加用其他升血小板药物治疗或增加现有治疗药物剂量。

（5）难治性 ITP：进行诊断再评估仍确诊为 ITP，且为脾切除无效或术后复发。

## 三、ITP 出血的高危因素

《成人原发免疫性血小板减少症诊断与治疗中国专家共识（2016 年版）》推荐了 1 个 ITP 出血评分量表（表 2–1），该出血评分量表可以量化 ITP 患者的出血情况和风险评估，具有耗时短、反应度高及评价一致性等特点，可作为病情判断、风险评估及疗效评价的有效工具。具体而言，出血评分为年龄评分和出血症状评分的总和，出血症状评分指所有出血症状中最高的分值。

出血评分 ≥ 5 分应视为重症 ITP。常见的增加 ITP 出血高风险因素还包括：①高龄和长 ITP 病史；②血小板功能缺陷；③合并凝血功能障碍；④高血压；⑤外伤或手术；⑥感染；⑦抗凝、抗血小板、非甾体消炎药的应用。

表 2-1 成人 ITP 出血评分量表

| 因素 | | | 分值 | | | | |
|---|---|---|---|---|---|---|---|
| | | | 1 | 2 | 3 | 5 | 8 |
| 年龄 | | ≥ 65 岁 | √ | | | | |
| | | ≥ 75 岁 | | √ | | | |
| 皮下出血（瘀点、瘀斑、血肿） | | 头面部 | | √ | | | |
| | | 其他部位 | √ | | | | |
| 黏膜出血（鼻腔、齿龈、口腔血疱、结膜） | | 偶发，可自止 | | √ | | | |
| | | 多发，难止 | | | √ | | |
| | | 伴贫血 | | | | √ | |
| 深部器官出血 | 内脏（肺、胃肠道、泌尿生殖系统） | 无贫血 | | | √ | | |
| | | 伴贫血 | | | | √ | |
| | | 危及生命 | | | | | √ |
| | 中枢神经系统 | | | | | | √ |

## 四、ITP 合并严重出血的治疗

ITP 的治疗应遵循个体化原则，旨在最小化不良反应的基础上，提升血小板水平至安全范围，减少出血事件，降低出血风险。

危重出血指重要解剖部位出血或引发血流动力学不稳定或呼吸功能损害的出血。重度出血指导致血红蛋白下降≥ 2g/dL 或需要输血≥ 2U，但不符合危重出血定义的出血。并非所有的 ITP 患者都需要立即启动治疗，但当 ITP 患者合并严重出血时，需立即启动治疗，流程见图 2-1，迅速提高血小板计数到达安全水平，可考虑的治疗包括以下几点。①静脉注射免疫球蛋白：1g/（kg・d），1 ～ 2d。②静脉注射甲泼尼龙：1000mg/d，3d。③皮下注射重组人血小板生成素：300μg/（kg・d）。④血小板输注：血小板输注有助于限制出血，但它们只有短暂的影响（几个小时），因此患者可能需要反复输注。建议与静脉注射免疫球蛋白和糖皮质激素组合使用。①、②、③可联合使用。

其他可用于紧急治疗的措施还包括长春碱类药物、急症脾切除、抗纤溶（氨甲环酸）、停用抗血小板药物、控制高血压等。如上述治疗仍不能控制出血，可以考虑重组人活化因子Ⅶ。

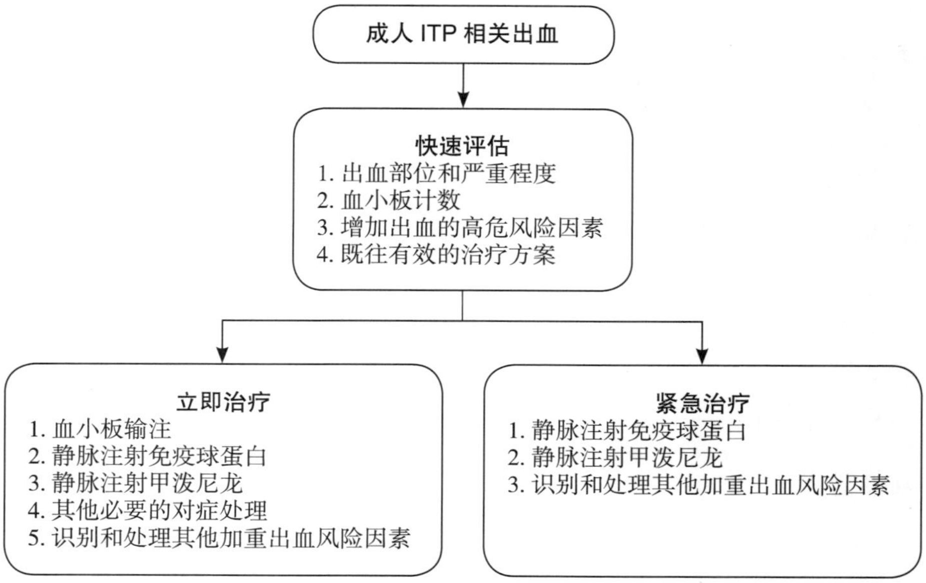


图 2-1　ITP 合并严重出血处理流程

## 五、妊娠合并 ITP

妊娠合并 ITP 的发病率约为 8/10 万，早期可出现出血、贫血和感染，疾病通常随妊娠进展而加重，可对母儿的生命造成威胁，治疗时机及治疗方案的选择不仅取决于血小板计数水平和出血严重程度，还要考虑母亲孕周及胎儿宫内情况，需要多学科联合密切合作，严密监测。血小板计数$>30\times10^9$/L、无出血表现且不从事增加出血危险工作的患者，可予以观察和随访。如果患者有出血症状，无论血小板减少程度如何，都应该积极治疗。妊娠合并 ITP 增加出血风险的因素与前文提到 ITP 出血高危因素基本一致。一线治疗仍为激素和静脉注射免疫球蛋白。当血小板计数$<50\times10^9$/L 且有出血症状，可用糖皮质激素 40 ～ 100mg/d，待病情缓解后改为 10 ～ 20mg/d 维持。二线治疗可考虑脾切除（孕中期进行）。免疫抑制剂、抗 CD20 单克隆抗体和重组人血小板生成素均不推荐应用于急症处理。

（黄锦）

# 第三节　血栓性血小板减少性紫癜

血栓性血小板减少性紫癜（thrombotic thrombocytopenic purpura，TTP）是一种罕见的血液病，以微血管内广泛血小板血栓形成为特征，临床主要表现为微血管病性溶血性贫血、血小板减少、发热和由微血管内血栓引起的器官缺血性损伤（神经精神系统症状及肾损伤），称为 TTP 五联征。

TTP 与溶血性尿毒综合征（hemolytic-uremic syndrome，HUS）同属血栓性微血管病（thrombotic microangiopathy，TMA）范畴。而TMA是一个更广泛的类别，其特征包括微血管病性溶血、血小板减少和微血管血栓形成。尽管不同类型的TMA发病机制和预后各异，但由于临床特征相似，诊断上常有困难。

# 一、病因及发病机制

TTP的病因尚未完全阐明。很多患者无诱因可寻，称为原发性TTP。部分患者可有遗传、免疫异常、感染、妊娠或特殊用药史等。发病机制主要涉及vWF的调节失控，特别是与vWF裂解蛋白酶（vWF-CP）即ADAMTS13的活性降低有关。在正常情况下，ADAMTS13能有效裂解血管内皮细胞损伤后释放的超大分子vWF多聚体（UL-vWF），从而防止过度的血小板聚集和血栓形成。然而，当ADAMTS13的活性缺乏或受到抑制时（在遗传性TTP或获得性TTP中常见），UL-VWF不能被有效降解，导致血小板在末梢动脉和毛细血管内过度聚集形成血小板血栓。

这些血栓不仅导致血小板消耗减少，还使红细胞在通过受损微血管时受阻和被破坏，引发微血管病性溶血性贫血。获得性TTP通常由抗ADAMTS13的多克隆免疫球蛋白G（IgG）自身抗体引起，这些抗体可能与vWF的不同部位结合，影响其功能。此外，还有研究提出除ADAMTS13因子缺乏外，可能还有其他与TTP致病相关的因素，如与vWF不同的血小板凝集蛋白、激活内皮细胞或血小板的抗体，以及导致内皮细胞凋亡的因子，但这些观点尚未得到明确证实。

TTP的病理表现与vWF依赖性的血小板血栓形成密切相关。在受影响的器官（如心脏、胰腺、肾脏、肾上腺和大脑）中可以观察到不规则血栓和内皮下透明血栓的形成。这些病变主要由血小板和vWF组成，伴有少量纤维蛋白和炎性细胞，常见局灶性内皮细胞增殖。而在继发性TMA中，虽然发病机制可能不同，但内皮细胞损伤似乎是一个共同的特点，且在大多数病例中，ADAMTS13的严重缺乏并不常见。

根据ADAMTS13缺乏机制不同，TTP分为遗传性TTP（cTTP）和免疫性TTP（iTTP），前者由遗传性ADAMTS13缺乏引起，后者继发于感染、药物、肿瘤、妊娠或原因不明，主要是因为患者体内产生了针对ADAMTS13的自身抗体。这些抗体可以通过两种方式影响ADAMTS13，一是通过抑制其活性（即中和抗体的作用），二是与ADAMTS13结合，形成抗原－抗体复合物，从而加速ADAMTS13在体内的清除过程。

# 二、诊断及鉴别诊断

TTP的诊断和鉴别诊断是一个综合性的过程，涉及详细的临床表现观察、实验室检测以及与其他类似疾病的区分。

## （一）临床诊断的关键要素

### 1. 临床表现

（1）微血管病性溶血性贫血：表现为贫血和外周血涂片中红细胞碎片增多。

（2）血小板减少：常导致瘀点或紫癜，有时伴有出血症状。

（3）神经系统症状：包括头痛、视力障碍、性格改变、思维混乱、嗜睡、晕厥、昏迷等。

（4）其他症状：可能包括发热、腹痛、恶心、呕吐、腹泻等。

### 2. 实验室检查

（1）血常规和生化指标：显著的贫血和血小板计数降低，血清游离血红蛋白和乳酸脱氢酶（lactate dehydrogenase，LDH）水平升高，血涂片形态学特征为破碎红细胞（裂红细胞）显著增加。

（2）ADAMTS13 活性检测：血浆 ADAMTS13 活性显著降低（＜ 10%）是关键诊断指标。iTTP 患者中常检出 ADAMTS13 抑制物或 IgG 抗体。严重的 ADAMTS13 缺乏（＜ 5%）是 cTTP 的特点，尽管该指标的敏感性还存在争论。

（3）排除其他疾病的实验室检查：需排除 HUS、DIC、溶血肝功能异常血小板减少综合征（HELLP 综合征）、伊文思综合征、子痫、灾难性抗磷脂综合征等各种可导致 TMA 的原因。包括抗磷脂综合征抗体检测、风湿全套及其他自身免疫疾病的血清学检测、产生志贺毒素有机物的血清学及微生物检测、补体调节系统基因检测及对继发性 TMA 潜在病因的检测。

### 3. 风险评估

使用 PLASMIC 评分（表 2-2）进行风险评估，根据得分判断低危、中危或高危。积分 0 ～ 4 分为低危，TTP 预测效率＜ 5%；积分 5 分为中危，预测效率 5%～ 25%；积分 6 ～ 7 分为高危，预测效率 60%～ 80%。临床验证发现评分为高危者诊断 TTP 的敏感性为 81.7%、特异性为 71.4%。

**表 2-2　用于评估 TTP 发病危险度的 PLASMIC 评分**

| 项目 | 分值 |
|---|---|
| 外周血血小板计数＜ $30 \times 10^9$/L | 1 |
| 溶血证据（网织红细胞＞ 2.5%，间接胆红素＞ 34.2μmol/L，结合珠蛋白消失） | 1 |
| 无进展期癌症 | 1 |
| 无实体器官移植或干细胞移植史 | 1 |
| 平均红细胞体积＜ 90L | 1 |
| 凝血酶原时间国际标准化比值＜ 1.5 | 1 |
| 肌酐＜ 20mg/L（176.8μmol/L） | 1 |

## （二）鉴别诊断的关键要素

患者若出现微血管病性溶血性贫血和血小板减少症状，但无 DIC 或腹泻相关性溶血尿毒综合征（D+HUS）的前驱症状，如腹泻、急性少尿或无尿型肾衰竭，应考虑 TTP 的可能。鉴于 TTP 的临床表现与其他血栓性微血管病性溶血疾病相似，确诊 TTP 具有挑战性，需要进行广泛的鉴别诊断。由基础疾病如感染、肺炎球菌感染、实体器官移植、癌症、妊娠相关疾病、自身免疫性疾病等引起的 TMA 需与 TTP 区分。

### 1. 药物诱导的 TMA

某些药物如噻氯吡啶、氯吡格雷、环孢素、他克莫司和奎宁等可能引起 TMA。

### 2. 自身免疫性疾病

在微血管病性溶血的背景下，自身免疫性疾病相关的 TMA 与 TTP 的鉴别要点包括以下几点。

（1）自身免疫性血小板减少性紫癜（autoimmune thrombocytopenic purpura，AITP）与 TTP：AITP 可能与 TTP 混淆，尤其当无症状的血小板减少是 TTP 的唯一表现时。TTP 和 AITP 的症状可能同时或相继出现。伊文思综合征（自身免疫性溶血性贫血和血小板减少）可通过库姆斯试验和血涂片中裂解球形红细胞与 TTP 区分。

（2）系统性红斑狼疮（systemic lupus erythematosus，SLE）与 TTP：SLE 可引起自身免疫性溶血和血小板减少，狼疮性血管炎可能导致与 TTP 相似的微血管改变和神经缺损。SLE 患者中 ADAMTS13 缺乏较少见，但少数患者出现自身免疫性 ADAMTS13 缺乏和 TTP。

高滴度的抗核及抗 DNA 抗体、库姆斯试验阳性、血清补体降低和活动性血管炎支持 SLE 继发的 TMA 诊断，这些加上 ADAMTS13 严重缺乏则支持 TTP 诊断。

（3）抗磷脂综合征（antiphospholipid syndrome，APS）与 TTP：APS 患者可能发生 TMA，表现为 HUS、APS、恶性高血压、TTP 或 HELLP 综合征，尤其在妊娠期或产后。血浆置换疗法对于 APS 相关的 TMA 效果较好。

（4）进行性系统性硬化病（progressive systemic sclerosis，PSS）与 TTP：PSS 患者可能发生 TMA，尤其是急性硬皮病和恶性高血压患者。血管紧张素转化酶抑制剂（angiotensin converting enzyme inhibitor，ACEI）治疗对于 PSS 相关的 TMA 有效，但血浆置换治疗效果不确定。

总体而言，自身免疫性疾病相关的 TMA 与 TTP 的鉴别依赖于详细的临床评估、实验室检查（如 ADAMTS13 活性测试、库姆斯试验）以及对患者的自身免疫疾病背景的了解。

### 3.HUS

腹泻相关性溶血尿毒综合征（D+HUS）和非腹泻型溶血尿毒综合征（D−HUS）与 TTP 在临床特征上相似，但有可供区别的诊断要点。

（1）D+HUS：主要影响 10 岁以下儿童。通常与食物被污染相关。初始症状为严重腹泻（通常无发热），可能进展为血性腹泻，可发展为急性微血管病性溶血、血小板减少和肾脏损害。实验室检查显示 PT 和 APTT 正常或轻微延长，纤维蛋白原正常或升高，纤维蛋白降解产物适度升高。ADAMTS13 水平正常。

（2）D−HUS：较 D+HUS 少见。多由补体调节蛋白及其活性成分的遗传性缺陷引起。包括 H 因子、MCP（CD46）、I 因子等的功能缺失或突变。这些基因变异导致补体系统调节失衡，引发微血管血栓形成。临床表现可为偶发、隐性或显性，有些患者童年发病，有些成年发病或无症状。可由感染、其他疾病或妊娠触发。

（3）与 TTP 的区别：TTP 通常表现为 ADAMTS13 酶活性显著降低，而 D+HUS 和 D−HUS 的

ADAMTS13 水平通常正常。TTP 的临床表现可能与 D-HUS 和 D+HUS 相似，但诊断依赖于 ADAMTS13 活性的测定和其他相关因素的考虑。

### 4. 感染

感染引起的继发性 TMA 通常用抗菌和抗病毒药物治疗有效，但血浆置换治疗无效。

### 5.DIC

DIC 通常由多种因素引起，可能导致微血管病变和血小板减少。DIC 的诊断依赖于凝血检查的改变，如 PT 和 APTT 的延长，以及其他相关实验室检查指标。

### 6. 移植相关性 TMA

实体器官移植受体可能因免疫抑制剂（如环孢素或他克莫司）引发 TMA，主要影响肾脏。造血干细胞移植受体也可能因高剂量化疗、放疗、免疫抑制剂、移植物抗宿主病及感染发生 TMA。这些情况下的 TMA 通常 ADAMTS13 水平正常，血浆疗法效果较差。

### 7. 癌症相关性 TMA

任何部位的肿瘤都可能引发 TMA，尤其是胰腺、肺、前列腺、胃、结肠、子宫、乳房等原发部位肿瘤。癌症相关性 TMA 可能与副肿瘤高凝状态和血栓形成有关，表现为动脉血栓栓塞、非细菌性血栓性心内膜炎、静脉血栓形成和出血。癌症患者中 ADAMTS13 严重缺乏罕见，血浆置换治疗通常无效。

### 8. 妊娠相关性 TMA

包括子痫前期、子痫惊厥、HELLP 综合征。ADAMTS13 严重缺乏未在 HELLP 综合征中发现，ADAMTS13 检测有助于其与 TTP 的鉴别。先天性 ADAMTS13 缺乏或 TTP 的妊娠女性，血浆疗法通常有效。

### 9. 恶性高血压

恶性高血压和 TTP 都可能表现为微血管病性溶血性贫血、血小板减少、神经症状及肾功能不全。恶性高血压的主要特征是持续的高血压，通常伴有视网膜改变和严重的头痛。TTP 的特征性表现包括微血管病性溶血性贫血、血小板减少、神经系统异常、发热和肾功能不全。在 TTP 中，ADAMTS13 酶活性通常显著降低，而在恶性高血压中这一指标通常正常。

在诊断 TTP 时，需要综合考虑临床表现、实验室检查结果和排除其他可能疾病。由于 TTP 的临床表现可能存在个体差异，部分患者的临床表现不具特征性，因此需要结合多方面资料进行综合判断。在疑似 TTP 的患者中，应及时留取血样本检测 ADAMTS13 活性及抑制物或 IgG 抗体，以辅助诊断。

## 三、治疗

TTP 是一种紧急且潜在致命的疾病，需要立即治疗。治疗的主要目标是迅速去除血液中的致病因素，补充缺乏的 ADAMTS13 酶，并控制免疫系统的异常反应。

## （一）治疗方法

### 1. 血浆置换

这是 TTP 治疗的首选方法，尤其适用于 iTTP。血浆置换可以清除血液中的 ADAMTS13 抑制物或 IgG 抗体及其他致病因素，并补充 ADAMTS13。通常推荐的血浆置换量为每次 2000 ～ 3000mL 或 40 ～ 60mL/kg，每天 1 ～ 2 次，直至症状缓解。

### 2. 糖皮质激素

用于减轻炎症反应、保护器官功能、抑制自身抗体产生，常用药物包括甲泼尼龙或地塞米松。甲泼尼龙通常剂量为每天 80 ～ 120mg，地塞米松推荐剂量为每天 15 ～ 20mg。在病情缓解后，可以过渡至泼尼松，剂量为每天 1 ～ 2mg/kg，并逐渐减量至停用。

### 3. 利妥昔单抗

通过选择性耗竭 B 淋巴细胞，降低 ADAMTS13 抑制物或 IgG 抗体滴度，恢复血浆 ADAMTS13 活性。常用剂量为 375 $mg/m^2$，每周 1 次，连续 4 周。

### 4. 卡普赛珠单抗

阻断 vWF A1 区与血小板糖蛋白 GPⅠb的结合作用，防止微血栓形成。首次 10mg 静脉输注，次日起每天 10mg 皮下注射，持续使用 30d。

### 5. 其他治疗

包括大剂量静脉注射免疫球蛋白、其他免疫抑制剂（如硼替佐米、环孢素 A）、乙酰半胱氨酸、血小板输注（在特定情况下），以及预防性注射血浆、重组人 ADAMTS13、抗血小板药物等。

### 6. 支持治疗

包括实验室监测、心电图监测、补充叶酸、接种疫苗、预防静脉血栓栓塞等。

### 7. 脾切除

在某些情况下，脾切除术可以延长缓解期或降低复发率。

## （二）注意事项

（1）在治疗时，医生会根据患者的具体情况（如体重、年龄、病情严重程度等）调整用药剂量。

（2）需要密切监测患者对治疗的反应以及可能出现的不良反应。特别是对于长期或高剂量使用糖皮质激素的患者，需要注意其可能引起的内分泌、心血管和神经精神系统的不良反应。

（曹阳）

# 第四节　灾难性抗磷脂综合征

灾难性抗磷脂综合征（catastrophic antiphospholipid syndrome，CAPS）是抗磷脂综合征（antiphospholipid syndrome，APS）的一种特殊类型，于 1992 年被首次提出。临床上常见的 APS 是以血管内血栓形成、血小板减少和（或）病态妊娠为特征的一种自身免疫性疾病，同时伴有持续抗磷脂抗体（anti phospholipid antibody，APA）阳性。CAPS 约占 APS 患者的 1%，往往伴随高滴度抗凝脂抗体，以快速进展的多脏器血栓形成为特征，短期内可进展为多器官功能障碍，从而导致灾难性的临床结局，尽管治疗手段有一定突破，但死亡率仍高达 40%。

## 一、病因与发病机制

CAPS 患病以男性更为多见，男女比例大约 2：1，中位年龄为（38.5 ± 17）岁（0 ～ 85 岁）。大约 2/3 的 CAPS 患者发病具有一定诱因，最常见的是感染（46.7%），其次是恶性肿瘤（17.6%）、手术（16.8%）、停止抗凝治疗（10.9%）、产科并发症、口服避孕药（7%）、创伤和自身免疫性疾病活动期（如系统性红斑狼疮）等。

由于 CAPS 十分罕见，其病理机制尚不明确，但普遍认为 CAPS 与 APS 之间具有重叠的发病机制。关于 APS 致病机制有多种假说，包括对天然抗凝剂和纤溶系统的抑制、血管细胞（内皮细胞、血小板及单核细胞）活化、细胞外小泡促凝作用等，但尚缺乏统一的机制。补体激活是 APA 相关致病作用的潜在统一机制，APA 激活补体级联可以通过多种机制引起细胞损伤和促进凝血，最终补体介导的炎症在 APS 相关血管激活和胎盘病理中发挥关键作用。目前认为介导补体调节的关键基因如发生胚系突变，则 CAPS 发生风险可能大幅度增加。

## 二、诊断及鉴别诊断

CAPS 的临床表现多种多样，主要根据血栓累及部位、形成范围及全身炎症反应严重程度的不同而有所差异。肾脏是最常累及器官（73%），主要表现为不同程度肾功能不全、蛋白尿、血尿等。肺栓塞发生率为 58.9%，56% 患者会合并中枢神经系统症状，包括脑病（40.2%）、卒中（35.2%）、癫痫（14.6%）等。近一半（49.7%）患者出现心脏相关事件，包括心力衰竭（42.1%）、心肌梗死（27.8%）和瓣膜缺损（28%）。皮肤损伤占 42.3%，包括皮肤坏死、指尖缺血，甚至干性坏疽。其他好发部位包括肠（24%）、脾（16.7%）、视网膜（5.8%）等。与此同时，血小板减少和溶血性贫血在 CAPS 中亦非常常见。

在 APA 持续存在的情况下，伴随快速形成血栓导致多器官功能衰竭是 CAPS 的重要特征。CAPS 的主要诊断标准包括：①有 APS 病史或存在 APA，如狼疮抗凝物（lupus anticoagulant，LA）、抗心磷脂抗体（anticardiolipin antibody，ACA）、抗 $\beta_2$ 糖蛋白 1 抗体（抗 $\beta_2$ GP1 抗体）持续阳性；②各器官受累时间＜ 1 周；③有小血栓形成的组织病理学证据；④多器官（≥ 3 个）血栓和（或）微血栓形成的其他表现。

尽管有诊断标准作为依托，但临床中某些情况下诊断仍然十分困难，如半数 CAPS 患者血栓形成时可能由于 APA 的消耗，缺少 APA 阳性证据或者 APS 病史；当 2 个器官的新发血栓形成时，应该密切观察，警惕 CAPS 的发生；当存在血小板低下或者凝血因子大量消耗时，不宜为了诊断而强行进行活检，此时“排除其他诊断”成为替代组织病理学证据的关键。

在 CAPS 的鉴别诊断中，需与其他伴有微血管病性溶血性贫血的疾病相鉴别，包括 DIC、肝素诱导血小板减少症（heparin- induced thrombocytopenia，HIT）、HELLP 综合征、TTP、溶血性尿毒综合征（hemolytic-uremic syndrome，HUS）、败血症和硬皮病肾危象等，具体鉴别要点见表 2-3。

表 2-3 CAPS 的鉴别诊断

| 病史和条件 | CAPS | TTP-HUS | HELLP 综合征 | 脓毒症 | DIC | HIT | 硬皮病肾危象 |
|---|---|---|---|---|---|---|---|
| 既往史 | APS/SLE/恶性肿瘤 / 妊娠 | 恶性肿瘤 | 怀孕 | 感染 | 感染 / 恶性肿瘤 | 肝素暴露 | 硬皮病 |
| 血栓形成 | 大 / 小血管 | 小血管 | 小血管 | 大 / 小血管 | 小血管 | 大 / 小血管 | 小血管 |
| 溶血性贫血 | -/+ | ++ | + | -/+ | -/+ | - | + |
| 裂片细胞 | -/+ | ++ | -/+ | -/+ | -/+ | - | + |
| 纤维蛋白原 | 正常 / 高 | 正常 / 高 | 正常 / 高 | 正常 / 低 | 正常 / 低 | 正常 / 高 | 正常 / 高 |
| 典型抗体 | APA | ADAMST 13 | 无 | 无 | 无 | 抗血小板因子 4 | 无 |

## 三、治疗

早期诊断和积极治疗对 CAPS 患者的管理至关重要。初始症状特异性不高且进展迅速，这也为诊断和早期治疗带来一定挑战，一旦明确诊断或可能考虑为 CAPS，应该立即启动抗凝、皮质类固醇和血浆置换的三联治疗，这是 CAPS 的重要治疗手段。基于专家共识，针对 CAPS 的治疗指导意见主要集中于两个方面：针对血栓事件的抗凝治疗及抗感染治疗。

### 1. 抗凝治疗

（1）肝素。是 CAPS 治疗的基础用药，通过抑制凝血酶、促进纤溶、抑制补体激活等发挥防止血栓形成作用。抗凝治疗中包括普通肝素、低分子肝素及华法林，它们在疗效方面没有太大差异，在急性发病期优先考虑使用普通肝素或低分子肝素，一旦疾病稳定，可在口服华法林至国际标准化比值（international normalized ratio，INR）在 2.5 ～ 3 时停用肝素。

（2）去纤苷。可通过抑制凝血酶诱导的血小板聚集和血栓烷的生物合成，具有抗血栓、抗缺血、抗炎、溶栓等作用。但目前仅有应用去纤苷的几例病例报道，因此尚需更多的临床数据支持。

2. 抗感染治疗

（1）皮质类固醇。NF-κB 通路的活化是抗磷脂抗体介导的血栓形成的重要分子机制。皮质类固醇通过抑制 NF-κB 和细胞因子起到抗血栓、抗炎目的。目前通常采用甲泼尼龙冲击治疗（1000mg/d，3 ～ 5d），但需进一步循证证据。

（2）血浆置换。通过消除血浆中的致病介质，包括自身抗体、补体成分和细胞因子等，发挥治疗作用。

（3）丙种球蛋白。通过抗体 FC 段受体，减少病理性抗体合成并增加其清除来发挥直接作用，同时抑制细胞因子、调节 T 细胞和抑制补体激活而发挥间接作用。丙种球蛋白输注剂量为 0.4g/（kg・d），疗程为 5d。

（4）利妥昔单抗。针对 CD20 的人鼠嵌合单克隆抗体，通过减少 B 细胞的数量从而减少有害炎症因子的产生。由于仅有小样本用药经验报道，因此最佳用药方法尚不明确。

（5）依库珠单抗。针对补体 C5 的人源化单克隆抗体，通过抑制膜攻击复合物 C5b-9 形成，从而防止 TMA 造成的损伤。它被批准用于治疗阵发性夜间血红蛋白尿和非典型 HUS。到目前为止，基于依库珠单抗用于 APS/CAPS 患者的研究只有少数病例报告，治疗价值还需要进一步探索。

除此之外，CAPS 作为血液内科急危重症，支持治疗亦显得格外重要，比如预防性抗生素、血糖控制、呼吸支持、肾脏替代治疗等，必要时予以重症监护。

（周晓曦）

# 第五节　获得性凝血因子缺乏合并严重出血

获得性凝血因子缺乏是一种比先天性凝血因子缺陷更为常见的临床疾病。它主要表现为各个部位不同程度的出血，患者广泛分布于临床各科。这种异常通常由非血液病引起，特点是存在一个原发病，出血可能与原发病的临床表现同时存在，或先于原发病出现。控制原发病对于纠正获得性凝血因子异常至关重要。

## 一、分类及发病机制

### （一）获得性依赖维生素 K 凝血因子异常症

依赖维生素 K 的凝血蛋白和调节凝血蛋白含有 γ-羧基谷氨酸（γ-carboxyl glutamic acid，Gla）结构区，是与钙离子结合的唯一氨基酸。凝血因子的功能依赖于 Gla 结构区与钙离子的结合能力。获得性依赖维生素 K 凝血因子缺乏的原因如下。①摄入不足：日常饮食中维生素 K 的摄入不足。②吸收障碍：如肠瘘、小肠广泛切除、慢性腹泻等导致的肠道吸收不良。③肝脏疾病：如重症肝炎、肝硬化等肝脏疾病影响维生素 K 的代谢和利用。④口服维生素 K 拮抗剂：如香豆素类抗凝剂的使用。⑤新生儿出血症：新生儿由于缺乏维生素 K 而出血。⑥抗生素的使用：长期服用广谱抗生素可抑制或杀灭肠道正常菌群，导致细菌不能合成足量的维生素 K。

## （二）严重肝脏疾病所致的获得性凝血因子异常症

（1）凝血因子合成障碍。肝细胞是合成凝血因子的主要器官。在急、慢性肝脏疾病中，凝血因子合成受损，特别是依赖维生素 K 的凝血因子。肝病患者中，凝血因子 V 和凝血因子Ⅷ的水平可能降低，而 vWF 含量可能增高。肝病患者血浆中可能出现异常纤维蛋白原，其特点是纤维蛋白原分子中谷氨酸含量增多，影响纤维蛋白功能。

（2）抗凝因子合成减少。严重肝病时，抗凝血因子的合成减少，影响凝血因子的正常功能。肝病患者中，肝素无法被肝素酶水解，可能导致肝素或类肝素物质增多，加重出血倾向。

（3）纤维蛋白（原）溶解异常。肝脏疾病影响纤溶活性，可能因纤溶酶原合成减少而使纤溶活性降低，或因纤溶抑制物的减少而促使纤溶活性增强。肝病患者可能因 α2- 抗纤溶酶（α2-AP）合成减少，导致纤溶活性增强。

（4）血小板质量和数量的变化。严重肝病时，血小板数量减少，功能下降，影响止血功能。

（5）肝脏移植对凝血功能的影响。肝移植手术前后，凝血功能受到显著影响，包括血小板计数下降、凝血因子活性降低。肝移植后，新肝合成凝血和纤溶抑制剂的功能开始逐渐恢复，凝血指标逐渐好转。

## （三）获得性凝血因子抑制物

获得性凝血因子抑制物是因治疗或疾病本身导致的免疫系统紊乱，产生特定的凝血因子抑制物。这些抑制物直接抑制特异性凝血因子或其凝血反应，或与凝血因子非活性部位结合，增加其清除。

（1）凝血因子Ⅷ抑制物：血友病 A 患者中，凝血因子Ⅷ抑制物是最常见的凝血因子抑制物，通常由凝血因子Ⅷ治疗后产生的同种抗体所导致。抑制物的产生与基因突变有关，如无义突变、错义突变等。抑制物的免疫应答反应可分为低反应型和高反应型。

（2）自身性获得性凝血因子Ⅷ抑制物：这类抑制物是自身抗体，与凝血因子Ⅷ有交叉反应性，发生率较低，多在 60 岁以后发病。与自身免疫性疾病、药物使用、恶性肿瘤等相关。

（3）其他获得性凝血因子抑制物：包括凝血因子Ⅺ抑制物、凝血因子ⅩⅢ抑制物、凝血因子Ⅴ抑制物、凝血因子Ⅹ抑制物、获得性 vWF 抑制物等。这些抑制物在临床上较少见，可能由遗传性凝血因子缺乏治疗后引起，或由免疫失调导致自身抗体形成。

## （四）获得性其他抗凝物质

在临床上，由其他疾病导致的抗凝物质增多是非常常见的现象，如检测到的抗凝物质导致的血栓、肝素样抗凝物质导致的出血等。这些不同情况对止凝血过程的影响可以截然不同，因此加强对这些情况的认识，对于提高出血与血栓性疾病的诊治水平具有重要意义。

（1）APS：主要临床表现为反复动静脉血栓或习惯性流产和（或）血小板减少，伴持续性 APA 阳性。其基本病理改变为血管内血栓形成，可引起相应症状，如胎盘小血管血栓导致流产。APS 是目前公认的获得性血栓的主要原因，可单独存在或继发于多种自身免疫性疾病，如 SLE 或其他风湿性疾病。

APS 对凝血及抗凝系统的影响具体机制包括以下几点。① APA 阳性者的病理变化：APA 阳性者可能在数年后出现症状，体内持续存在 APA 的患者约 30% 发生血栓栓塞，40% 发生 APS。因此，对 APA 抗体持续阳性者，应警惕血栓栓塞的发生。APA 也可能出现在儿童及梅毒、丙型肝炎病毒、人类免疫缺陷病毒和其他感染患者中，甚至是无器质性病变的健康人，尤其是老年人。② APA 对血管内皮的影响：APA 激活内皮细胞，可能通过分子表面的代谢变化得以证实。APA 和 LA 的 IgG 片段可能抑制内皮细胞产生和释放前列环素，从而影响血管内皮的修复和血小板的活性。③ APA 对血小板的影响：APA 可使血栓素 A2 产生增加，促进血小板激活和释放血小板活性物质，从而促进血栓的形成。④ APA 对蛋白 C 途径的影响：APA 可能通过与 APC 竞争反应膜中的磷脂，或抑制激活蛋白 C 必不可少的凝血酶调节蛋白，影响 APC 发挥抗凝活性。⑤ APA 对纤溶与抗纤溶平衡的破坏：APA 可能影响纤溶酶原激活物的活性，导致血栓的形成。⑥ APA 对 TF 途径的影响：某些 APS 患者血浆中 TF 的浓度和 TFPI 增加。APA 可能增加内皮细胞表达促凝物质，如 TF、vWF、血小板活化因子，激活血小板和内外凝血途径。⑦ APA 对磷脂结合蛋白的功能的干扰：APA 与磷脂结合蛋白结合后，可能致使后者的抗凝功能障碍，促进高凝状态。⑧ APA 引起反复流产的机制：APA 中含有滋养层反应抗体，可能导致胎盘功能不全，引起流产。胎盘微小血栓可能是反复流产的主要原因。

（2）肝素样抗凝物质：肝素是一种酸性黏多糖，其抗凝机制主要是作为抗凝血酶的辅因子。肝素样抗凝物质增多常见于 SLE 患者，也可见于肝病、流行性出血热、急性白血病等。这些物质在肝脏降解降低时，可能导致相应的临床表现和实验室检测异常。

## 二、诊断及鉴别诊断

### （一）获得性依赖维生素 K 凝血因子异常症

#### 1. 临床表现

可能出现皮肤瘀斑、黏膜出血（如鼻出血、口腔出血）、内脏出血（如呕血、黑便、血尿）等。

#### 2. 诊断

主要依赖临床表现及实验室检查。APTT 和血浆 PT 的延长是关键指标。进一步检测凝血因子Ⅱ、Ⅶ、Ⅸ和Ⅹ的活性及蛋白 C 和蛋白 S 的活性降低有助于诊断。血浆维生素 K 水平的减少和维生素 K 依赖蛋白羧基化降低也是重要指标。

3. 鉴别诊断

需区分于其他导致出血的疾病，如血小板功能障碍、遗传性凝血因子缺乏等。特别是在胆道手术、慢性胰腺炎或长期使用广谱抗生素的患者中，获得性依赖维生素 K 凝血因子异常症可能被误诊为其他出血性疾病。

## （二）严重肝脏疾病所致的获得性凝血因子异常症

1. 临床表现

肝病患者可能出现皮肤瘀斑、牙龈出血、月经过多、血尿等，严重者可能有食管和胃底静脉曲张破裂导致的大出血。

2. 诊断

主要依赖实验室诊断。肝脏是凝血、抗凝及纤溶反应的重要器官。实验室检查可能显示各种异常。常规检查应包括血小板计数、PT、APTT、凝血酶凝固时间（thrombin clotting time，TCT）和纤维蛋白原含量。凝血因子Ⅴ活性和纤维蛋白降解产物含量的检测也很重要。

3. 鉴别诊断

需与其他导致凝血因子下降的疾病区分，如 DIC、维生素 K 缺乏症等。肝病导致的凝血异常可能与肝功能衰竭、胆汁淤积或药物影响有关。

## （三）获得性凝血因子抑制物

1. 凝血因子Ⅷ抑制物

血友病 A 患者出血症状突然加重时，应考虑抑制物的产生。实验室检查包括筛选试验（PT、TT 正常，APTT 延长）和凝血因子Ⅷ抑制物定量检测（Bethesda 法）。

2. 凝血因子Ⅸ抑制物

筛选方法与凝血因子Ⅷ抑制物相同，定量采用改良的 Bethesda 法。

3. 其他获得性凝血因子抑制物

包括凝血因子Ⅺ抑制物、凝血因子ⅩⅢ抑制物、凝血因子Ⅴ抑制物和凝血因子Ⅹ抑制物等。这些抑制物的临床表现和实验室检查各有特点。

4. 鉴别诊断

需与遗传性凝血因子缺乏、自身免疫性疾病等区分。特别是在凝血因子Ⅷ抑制物存在时，需排除血友病 A 或其他凝血障碍。APTT 延长且不能被正常血浆纠正是关键指标。Bethesda 法用于定量凝血因子Ⅷ抑制物的存在和程度。

## （四）获得性其他抗凝物质

1.APS

根据病因分为原发性 APS 和继发性 APS。根据抗体分为狼疮抗凝因子血栓综合征（LA-T 综合征）和抗心磷脂抗体血栓综合征（ACA-T 综合征）。临床症状包括深静脉血栓、动脉血栓、视网膜动静脉和脑血管血栓等。

2. 肝素样抗凝物质

临床表现可能包括瘀斑、黏膜出血、血尿和消化道出血。实验室检查包括 APTT、TT 延长等。

3. 鉴别诊断

APS 需与其他自身免疫性疾病、恶性肿瘤、感染等引起的血栓形成区分。肝素样抗凝物质的存在需与药物引起的抗凝状态区分。APS 的诊断依赖于 APA（如 LA、ACA）的检测。肝素样抗凝物质的诊断依赖于 APTT 和 TT 的延长，以及对特定试剂的反应。

# 三、治疗

## （一）获得性依赖维生素 K 凝血因子异常症

（1）新生儿出血症的预防与治疗。①早期新生儿出血症：母亲在分娩前 2 周每天服用 10mg 维生素 K，可有效预防新生儿出血症。②典型新生儿出血症：预防与早期新生儿出血症相同。治疗主要采用 0.5 ～ 1.0mg 维生素 $K_1$，新生儿出生时通过肌内注射 1 次。③迟发型新生儿出血症：发生率较低，治疗包括改用含维生素 K 的配方奶喂养，或采取与典型新生儿出血症相似的治疗方法，但需每月重复 1 次，尤其适用于患有肝炎或吸收不良的儿童。

（2）儿童和成人维生素 K 缺乏症的治疗：主要以补充维生素 K 制剂为主。对于由华法林引起的维生素 K 缺乏症并伴有明显出血症状时，可考虑使用新鲜冰冻血浆治疗。注意：新鲜冰冻血浆使用后，APTT、PT 及凝血因子Ⅱ、凝血因子Ⅶ、凝血因子Ⅸ、凝血因子Ⅹ活性可恢复正常，但确诊维生素 K 缺乏症还需依靠非羧基化因子水平增高的检测结果。

（3）抗生素使用不当引起的维生素 K 缺乏症预防：预防措施包括在必要时预先给予 20mg 维生素 K。对于营养缺陷或需长期使用广谱抗生素的患者（如大面积烧伤），可每周给予 10mg 维生素 K 1 ～ 2 次以预防。

（4）口服维生素 K 拮抗剂过量引起的出血治疗：立即给予 50mg 维生素 K。严重症状时，及时使用凝血酶原复合物制剂，每次 10 ～ 20U/kg，静脉滴注，每 4h 1 次。或在输注新鲜血浆的基础上使用 20 ～ 40mg 维生素 $K_1$，加 5% 葡萄糖溶液 250 ～ 500mL 静脉滴注。

## （二）严重肝脏疾病所致的获得性凝血因子异常症

（1）积极治疗肝病：30mg 维生素 $K_1$ 加入生理盐水中，每天静脉点滴。部分患者通过此方法能使 PT 缩短。

（2）出血严重的患者治疗：输注冷藏新鲜血浆，补充所有凝血因子，帮助患者重建止血功能。使用普通血浆时，凝血因子的含量无法保证，也可以使用凝血酶原复合物浓缩制剂补充依赖维生素 K 的凝血因子。补充时应考虑到临床出血情况和相应因子的半衰期。

（3）其他治疗措施：包括抗纤溶治疗、输注单采血小板等。

## （三）获得性凝血因子抑制物

（1）凝血因子Ⅷ抑制物。治疗原则：考虑抗体滴度、免疫反应类型、出血程度及凝血因子Ⅷ浓度，迅速止血 + 去除抗体，具体如下。①人凝血因子Ⅷ浓缩物：适用于无抑制物患者。抑制物< 5BU 时，使用凝血因子Ⅷ 40U/（kg · d）；抑制物≥ 5BU 时，避免使用凝血因子Ⅷ浓缩物。②重组凝血因子Ⅷ浓缩物：生物活性、半衰期与血浆凝血因子Ⅷ相似，安全无病毒污染。③凝血因子Ⅷ旁路制剂：包括凝血酶原复合物（prothrombin complex concentrate，PCC）、激活的凝血酶原复合物（APCC）、重组激活的凝血因子Ⅶa。④ 1- 去氨基 -8-D- 精氨酸血管加压素注射液：适用于低滴度抑制物。⑤去除抗体：免疫耐受治疗是清除重型血友病 A 抑制物的主要治疗方案。

（2）凝血因子Ⅸ抑制物。治疗原则：使用大量 PCC 或 APCC 可获成功。少数血友病 B 采用免疫耐受治疗：大剂量静脉注射免疫球蛋白 + 免疫抑制剂（环磷酰胺）+ 凝血因子Ⅸ制剂。

（3）其他获得性凝血因子抑制物。①凝血因子Ⅺ抑制物：无出血症状者无须治疗。如出血，可用 PCC 或重组激活的凝血因子Ⅶa。②凝血因子 XⅢ 抑制物：输注血浆、冷沉淀物或合并使用抗纤溶治疗。若有血栓形成，尽快使用抗凝治疗。③凝血因子Ⅴ抑制物：有明显出血者可输注新鲜冰冻血浆或单采血小板，同时采用免疫抑制剂治疗。④凝血因子Ⅹ抑制物：治疗主要针对原发病。若有明显出血，PCC 常有效，新鲜冰冻血浆、血浆置换治疗也常应用。⑤获得性 vWF 抑制物（获得性血管性血友病）：病因治疗为基础，止血首选 1- 去氨基 -8-D- 精氨酸血管加压素。出血时可输注冷沉淀物或含 vWF 的凝血因子Ⅷ或 vWF 浓缩物。⑥凝血因子Ⅱ抑制物：治疗可采用 PCC 或联合免疫抑制剂治疗。

## （四）获得性其他抗凝物质

### 1.APS

治疗方案：根据临床分型采用不同的治疗方法。

（1）Ⅰ型（静脉血栓）：通常使用肝素加华法林治疗，控制 INR 在 2.0 ～ 3.0。对于特定类型的血栓，如周围静脉血栓、肺梗死等，建议终身行抗凝治疗。

（2）Ⅱ型（动脉血栓）：推荐更强的抗凝治疗，如华法林（INR 3.0），可与小剂量阿司匹林联用。心肌梗死的年轻患者，抗凝治疗 INR 控制在 2.3 ～ 3.5。

（3）Ⅲ型（习惯性流产）：对于无症状且无血栓史的 APA 阳性患者，不主张使用肝素。肝素加阿司匹林治疗可显著提高胎儿存活率。低分子肝素治疗静脉血栓比动脉血栓更有效。

注意事项：长期使用肝素，特别是妊娠期，可能导致骨密度下降和骨质疏松。

既往有反复流产史的患者，建议怀孕后立即使用小剂量肝素或低分子肝素，可能需要长期行抗凝治疗。泼尼松治疗 APS 习惯性流产可能影响母亲健康和胎儿发育，应谨慎使用。

### 2. 肝素样抗凝物质

治疗方法：主要是病因治疗，如针对肝脏疾病。

鱼精蛋白中和治疗：50 ～ 100mg 加入 20mL 生理盐水静脉滴注，必要时可重复使用。

（杨漾）

# 第三章　贫血性疾病

## 第一节　溶血危象

溶血危象是指在短期内红细胞大量破坏远超骨髓红系增生代偿能力，引起以血红蛋白急剧下降、严重贫血、黄疸、血红蛋白尿为主要表现的临床急症。起病急，进展快，可发生心功能不全、急性肾功能衰竭、休克等，甚至危及生命。

### 一、病因和发病机制

溶血是一组异质性很强的疾病，病因众多，机制复杂。其发生与红细胞本身的缺陷或外部破坏性因素有关。本身缺陷多由遗传所致，如红细胞膜、血红蛋白及某些酶的异常，可由缺氧、劳累、感染等外部因素诱发；外在因素包括免疫性或机械性因素及某些药物、毒物的暴露等。按溶血发生部位大致可分为血管内溶血和血管外溶血。红细胞在血液循环中破坏称为血管内溶血，在单核－吞噬细胞系统中提前被破坏称为血管外溶血。

溶血危象多见于急性血管内溶血，如阵发性睡眠性血红蛋白尿症（paroxysmal nocturnal hemoglobinuria，PNH）、TMA、血型不合的输血等。红细胞直接在血流的剪切应力、抗体、补体等的介导下在血管内被破坏，释放出游离血红蛋白和乳酸脱氢酶等内容物，使血中游离血红蛋白和乳酸脱氢酶升高。游离血红蛋白与结合珠蛋白结合，进入肝脏进行胆色素代谢，若超过肝脏处理能力，引起间接胆红素和总胆红素升高，游离的结合珠蛋白因消耗而降低；若游离血红蛋白含量超过结合珠蛋白的结合能力及近端肾小管重吸收能力，则随尿液排出，即血红蛋白尿；肾小管堵塞，加之肾血管收缩，肾脏缺氧，将导致急性肾功能衰竭。血红蛋白快速下降导致的缺血缺氧，可引起重要脏器功能障碍和血流动力学改变，出现低血压休克、心力衰竭、意识障碍等。

另外，溶血危象也见于慢性血管外溶血的急性加重，如某些温抗体型自身免疫性溶血性贫血、镰状细胞病和遗传性球形红细胞增多症、血红蛋白病等，其红细胞多有外在或本身内在的缺陷，如红细胞膜被覆自身抗体，细胞膜、血红蛋白或酶系统存在异常，红细胞易于被肝脾巨噬细胞吞噬，血红素在吞噬细胞中从游离血红蛋白中释放出来，在吞噬细胞中转化为胆绿素，胆绿素随后转化为胆红素，使未结合胆红素增高，尿胆原、粪胆原增加，一般不出现血红蛋白血症。但在某些药物、毒素、特殊食物、感染、劳累、受凉等诱因下病情加重，发生血管内溶血，打破红细胞破坏与红系代偿增生的脆弱平衡，致血红蛋白快速下降，出现溶血危象。

## 二、临床表现及实验室检查

溶血危象进展快，典型者表现为进行性加重的贫血、黄疸、乏力、头晕、胸闷、呼吸急促、心率加速、尿色深如酱油（呈浓红茶或红酒色），其他症状有发热、恶心、呕吐、胸痛、腹痛、背痛、腰痛，甚至意识改变、烦躁、抽搐、休克等。

急性溶血者常无明确贫血病史，表现为新出现的贫血、黄疸和血红蛋白尿，且进行性加重，是溶血的典型临床表现。要注意排查鉴别导致急性溶血的基础疾病，如微血管病性溶血性贫血、药物诱发的免疫性溶血性贫血、葡萄糖-6-磷酸脱氢酶（glucose-6-phosphate dehydrogenase，G6PD）缺乏症等。慢性溶血性贫血急性加重者，如温抗体型自身免疫性溶血性贫血、遗传性球形红细胞增多症等，既往多有溶血发作史和黄疸、脾大等相应表现及相应诱因，如感染，劳累，接触某些药物、食物、毒物等，出现黄疸加重、脾区胀痛等症状。

通过检验明确溶血是否存在、溶血的程度和溶血的原因。常用的实验室检查项目如下。

（1）血常规：血红蛋白明显下降，可反应溶血程度。需动态检测，评估病情。白细胞、血小板可升高亦可降低，视病情及原发病。

（2）血生化：溶血危象时胆红素升高，以间接胆红素升高为主；乳酸脱氢酶明显增高；游离血红蛋白明显升高；易出现尿素、肌酐升高；可出现高钾血症、代谢性酸中毒、低钙血症；谷丙转氨酶可以升高。

（3）结合珠蛋白：消耗导致外周血中含量降低，甚至降为0；结合珠蛋白是反应溶血的敏感标志。

（4）血红蛋白尿：反映血管内溶血的重要指标，提示溶血严重。

（5）网织红细胞：是骨髓红系造血活性标志，溶血时明显增高，常超过5%或绝对计数超过$100\times10^9$/L。但在骨髓再生障碍、造血原料缺乏和某些自身免疫性溶血性贫血时也可以不高，甚至降低。

（6）骨髓检查：多表现为增生性骨髓象，有核细胞增生旺盛，粒红比值倒置，红系增生活跃，并以中晚幼细胞增生为主。少数红系再生障碍。

（7）外周血涂片：可见红细胞碎片，见于TTP、DIC和人工心脏瓣膜置换后的血管内溶血。可见球形红细胞、椭圆形红细胞、低色素的小红细胞，结合病史有助于遗传性球形红细胞增多症、遗传性椭圆形红细胞增多症、地中海贫血的诊断。可见幼红细胞增多。

（8）直接抗人球蛋白试验：是检测自身免疫性溶血性贫血的经典方法。阳性结果提示免疫球蛋白（IgG常见）和（或）补体（通常为C3d）与红细胞膜结合，引起溶血。

（9）血红蛋白电泳：有助于血红蛋白病的诊断。

（10）红细胞内酶活性检测：如 G6PD 活性降低，提示 G6PD 缺乏症。

（11）CD55 和 CD59 以及气单胞菌溶素前体变异体的流式细胞术检测：是诊断阵发性睡眠性血红蛋白尿的敏感方法。

（12）ADAMTS13 活性检测：ADAMTS13 活性降低是诊断 TTP 的重要标准。

（13）红细胞寿命测定：现在可用一氧化碳呼气法测定，溶血者明显缩短。

## 三、诊断及鉴别诊断

在无失血的情况下，根据典型的临床表现和相关的实验室检查可以初步明确溶血危象的诊断。询问近期有无感染，特殊食物、药物、毒物等的接触史，以排查溶血的诱因。询问病史、基础病、家族史结合相关检查以判断患者基础疾病。

溶血危象患者贫血急性加重、网织红细胞增多，需注意与急性失血性贫血鉴别。急性失血性贫血多见于外伤和消化道、泌尿生殖道的出血性疾病。根据病史与体格检查，结合是否有红细胞破坏增多的实验室证据，二者鉴别不难。

引起溶血危象的基础病也要注意鉴别。

TMA 的发病机制为微血管内皮细胞受损、血小板聚集微血栓形成，导致微血管病性溶血性贫血、血小板消耗性减少和器官功能障碍。常见者有 TTP 和 HUS。TTP 主要临床特征包括微血管病性溶血性贫血、血小板减少、神经精神症状、发热和肾脏损害等。TTP 发病机制主要是血管性血友病因子裂解酶（ADAMTS13）活性缺乏，血管内皮细胞 vWF 不能及时降解。临床上 HUS 以微血管溶血性贫血、血小板减少和急性肾损伤为主要表现。神经精神症状、ADAMTS13 活性检测等有助于诊断 TTP。

PNH 是一种后天获得性溶血性疾病。该病由于造血干细胞 *PIG-A* 基因突变引起一组通过糖肌醇磷脂锚连在细胞表面的膜蛋白缺失，其中 CD55 和 CD59 属于补体抑制蛋白，其缺乏可以导致补体介导的血管内溶血和血红蛋白尿，另外造血功能衰竭和血栓形成也是其主要临床表现。酸化血清溶血试验、糖水试验、蛇毒因子溶血试验、尿含铁血黄素实验以及外周血中 CD55、CD59 以及荧光标记气单胞菌溶素前体变异体的流式细胞术检测是常用实验室检测指标。其中，流式检测 CD55、CD59 及气单胞菌溶素前体变异体是最敏感方法。

G6PD 缺乏症是一种 X 连锁遗传疾病，由于 G6PD 的基因突变，引起红细胞膜的 G6PD 产生缺陷，使红细胞戊糖磷酸途径中谷胱甘肽还原酶的辅酶 NADPH 生成减少，导致维持红细胞膜稳定性的还原型谷胱甘肽生成减少不能抵抗氧化损伤，最终红细胞破坏。患者常因食用蚕豆而发病，俗称“蚕豆病”，在氧化应激、食物或药物诱发下也可发病。G6PD 活性或基因突变检查，有助于确诊。

自身免疫性溶血性贫血是免疫功能异常产生自身红细胞抗体，红细胞吸附自身抗体和（或）补体，致使红细胞破坏加速超过骨髓代偿而发生的一组贫血。根据自身抗体与红细胞最适反应温度，可以分为温抗体型、冷抗体型和混合型。大多数温抗体型自身免疫性溶血性贫血由 IgG 型自身抗体介导，呈慢性血管外溶血。而冷抗体型、混合型自身免疫性溶血性贫血和部分药物诱发的溶血性贫血由 IgM 抗体介导，IgM 具有较强的补体激活能力，激活补体形成膜攻击复合物，导致血管内溶血。极少数温抗体型自身免疫性溶血性贫血由 IgM 和 IgA 介导，也可发生血管内溶血。直接抗人球蛋白试验和血清冷凝集素抗体检测有助于诊断。

## 四、治疗

溶血危象的基础疾病异质性较强，诱发因素亦不相同，故其治疗方案需包括针对溶血共性问题的支持治疗和针对不同病因及诱因的个体化病因治疗。

（1）支持治疗。包括开放气道和氧疗，缓解组织缺氧；水化、碱化尿液、清除溶血产物、保护肾脏功能、利胆去黄、维持水电解质平衡、内环境稳定；监测心肺功能，对症支持，保持血流动力学稳定；及时红细胞输注，特别是出现心、肺、中枢功能异常或血流动力学改变者，以维持血红蛋白＞ 60g/L 为宜；及时补充叶酸等造血原料；预防感染及血栓等并发症。

（2）个体化病因治疗。感染是溶血加重的常见诱因，应根据病情选择合适的抗感染药物；血型不合输血所致者，应立即停止输血；因食物、药物、毒物引起的溶血，如 G6PD 缺乏症或自身免疫性溶血，应停止接触这类物品；自身免疫性溶血性贫血采用糖皮质激素，必要时糖皮质激素冲击治疗、补充丙种球蛋白、血浆置换和免疫抑制剂，如 CD20 单抗进行治疗；TTP 须用血浆置换，难治性者可联合 CD20 单抗或其他免疫抑制剂进行治疗；HUS 应及时应用支持治疗和透析治疗。PNH 和非典型溶血尿毒综合征采用抗补体 C5 抗体依库珠单抗进行治疗。

（孟凡凯）

# 第二节　急性造血功能停滞

急性造血功能停滞（acute arrest of hematopoiesis，AAH）又称再生障碍危象，是在原有疾病（如溶血性贫血等）基础上且又在某些诱因（如病毒感染、药物）的作用下，出现造血功能急剧紊乱，使血细胞暂时性减少、缺如。

AAH 临床发病率低。AAH 的初始临床表现和实验室检查与重型再生障碍性贫血（severe aplastic anemia，SAA）非常相似，目前尚无明确的诊断标准来区分 AAH 和 SAA，AAH 很容易被误诊为 SAA 或极重型再生障碍性贫血，并会接受同种异体造血干细胞移植或 ATG/ALG 联合环孢素进行强免疫抑制治疗，这可能导致不必要的治疗费用和巨大风险。另一方面，AAH 是回顾性诊断，需要等待较长时间才能识别 AAH，从而可能推迟治疗 SAA 的最佳时间。

AAH 患者除原有疾病临床表现外，主要表现为红系造血停滞，即突发苍白、无力或突然加重；当伴有粒系、巨核系造血停滞时，可伴有发热、感染、出血。本病预后良好，一旦去除诱因，危象即可解除。

# 一、病因与发病机制

## 1. 人类细小病毒 B19 感染

人类细小病毒 B19（human parvovirus B19，HPV B19）感染具有地区内和家庭内暴发的特点，人类是其唯一的宿主。HPV B19 可通过呼吸道、血液、母婴等方式传播，5 ～ 10 岁是感染的好发年龄，潜伏期 7 ～ 10d，感染后可获得持久免疫。在 AAH 发病机制相关报道中，关于 HPV B19 的文献占绝大多数。HPV B19 感染是诱发 AAH 最常见的原因，尤其是在患者患有溶血性疾病的基础上。

HPV B19 以红细胞表面 P 血型抗原糖苷脂（GP4）为受体，病毒的复制需在处于分裂过程中的宿主细胞中进行，因此红系的前体细胞成为 HPV B19 的靶细胞。HPV B19 具有细胞毒性，对骨髓红系祖细胞有直接杀伤作用。溶血性贫血患者的骨髓红系造血活跃，为 HPV B19 的感染和复制提供了理想的条件，使之更容易受到病毒的侵犯。HPV B19 感染可导致红系祖细胞停留在 G1 期和 G2 期，表现为凋亡的特征。HPV B19 尚不能在粒系祖细胞和巨核祖细胞中复制，故对这两系的抑制作用较低。

临床上发现此前溶血的患者，贫血表现加重，如面色苍白、心率增快，但患者黄疸及其他溶血体征并未加重。化验发现患者血红蛋白下降，同时网织红细胞计数下降，甚至缺如，骨髓表现为红系增生低下。这些现象提示在这些溶血患者体内并没有溶血的加重，而是因骨髓造血功能停滞导致危象的发生。

## 2. 其他导致 AAH 的病因和发病机制

除 HPV B19 外，其他病毒如肝炎病毒、EB 病毒、风疹病毒等的感染也可以导致骨髓造血功能的抑制和停滞；一些药物，如磺胺类药物、氯霉素、异烟肼、两性霉素 B、头孢菌素、阿司匹林、安乃近、保泰松、苯妥英钠等，也有引起 AAH 的报道。药物引起 AAH 的机制主要为药物导致产生 IgG 抑制因子，抑制骨髓造血；或药物中含有吡唑酮衍生物直接抑制 DNA 的合成，影响血细胞的形成，多累及红系、粒系和巨核系，出现红细胞、粒细胞和巨核细胞减少。及时停药，病情极少进展为 AAH。

自身免疫性疾病，如系统性红斑狼疮、自身免疫性溶血性贫血等出现免疫性溶血时，抗体不仅作用于成熟红细胞，也作用于幼红细胞，甚至导致骨髓造血停滞状态。

还有部分 AAH 患者尚未能找出病因。

# 二、诊断及鉴别诊断

AAH 临床表现通常比较典型，除原发疾病症状外，主要为贫血突然加重、外周血网织红细胞计数明显减少甚至为零、一般血小板减少不明显、出血较轻，但也可以表现为两系或三系的同时减低，有时可伴有粒系和（或）巨核系的减少。

血常规：典型的 AAH 的血常规表现为血红蛋白含量明显减少，网织红细胞急剧降低或缺如；白细胞计数、血小板计数可正常；当伴有粒系、巨核系造血停滞时，可有白细胞计数、血小板计数减少。血涂片中淋巴细胞可增多，粒细胞胞浆可见中毒颗粒等。

骨髓细胞学检查：骨髓增生活跃或增生减低，粒红比值显著增加；红系明显减少（常＜5%），且见巨大原始红细胞，这是AAH的最主要形态学特点。巨大原始红细胞的形态特点为胞体巨大，直径30～50μm，胞体圆形或椭圆形；胞质丰富，深蓝色，无颗粒；胞核圆形、较巨大，染色质呈细颗粒状，核仁1～2个、清晰。由于全片巨大原始红细胞较少，需要用低倍镜在片尾认真查找，以免误诊为纯红细胞再生障碍。粒系、巨核系一般正常，伴严重感染时粒系可见毒性改变；有的伴粒系和（或）巨核系造血停滞，并可见巨大早幼粒细胞；当三系发生造血停滞时，骨髓增生极度减低，造血细胞明显减少，非造血细胞相对增高。

根据血红蛋白量、网织红细胞明显减少，骨髓红系明显减少且可见巨大原始红细胞，结合临床特点可做出“AAH骨髓象”的诊断意见，建议做血清促红细胞生成素（erythropoietin，EPO）、相关病毒等检查。AAH患者的EPO水平往往轻度增高。

从临床诊断和预后判断出发，根据骨髓增生程度和外周血常规进行分类，可将本病分为3种类型。①纯红再障型：骨髓增生活跃或明显活跃，易见巨大原始细胞，外周血常规仅红细胞减少，网织红细胞一般为0～0.5%。②中间型：骨髓增生活跃，呈纯红再障，易见巨大原始细胞。血常规中有两种血细胞（红细胞和血小板或红细胞和白细胞）同时减少，偶尔3种成分均减少，网织红细胞一般为0～0.2%。③再生障碍型：骨髓增生减低或明显减低，不易见到巨大原始细胞。外周血为3种血细胞均减少，网织红细胞一般在0～0.2%。

在诊断AAH时，要注意与其他血液病如白血病、骨髓增生异常综合征、溶血危象等鉴别。AAH可以出现仅以红系减低为主，骨髓片尾可以看到巨大的原始红细胞，极少出现原始细胞增多或发育异常。但是部分AAH患者可以表现为完全的骨髓造血功能衰竭，即全血细胞减少、网织红细胞计数减低及多部位骨髓增生减低，与急性再生障碍性贫血难以鉴别。急性再生障碍性出血、感染症状较重，预后不佳，且与AAH的自限性病程截然不同。此时需要通过回顾性诊断，才能区分。

## 三、治疗

本病虽发病急骤，病情变化突然，但呈自限性过程，多在病程2～6周可自然恢复。不同原因引起的AAH，采用的治疗方法各有不同，但治疗的关键是对症治疗和支持治疗，帮助患者渡过危险期。治疗药物的选择应视患者原发疾病而定。

### 1. 一般治疗

注意休息，合理饮食，进食富含维生素和蛋白质的食物，注意维生素C和叶酸的摄入。加强护理，必要时吸氧。

### 2. 治疗原发病，去除病因

（1）积极处理慢性溶血性贫血等原发疾病。

（2）及时停用引起造血功能停滞的药物。

（3）抗病毒治疗：治疗HPV B19等病毒的感染，目前没有特效的抗病毒药物，近年有报道静脉用更昔洛韦和静脉免疫球蛋白对部分病毒感染有效。

（4）对于粒细胞减少的患者最好入住层流床，以减少感染的机会，注意预防和治疗细菌和真菌的感染；同时使用粒系集落刺激因子，促进骨髓造血恢复。对血小板减少的患者，可使用血小板受体激动剂。

### 3. 支持对症治疗

由于 AAH 会使患者在短时间内出现较严重的贫血和（或）血小板减少，因此成分输血治疗是帮助患者渡过危险期的主要手段之一。对于成分血选择应视原发病而定，如 G6PD 缺乏症可选用浓缩红细胞，而自身免疫性溶血性贫血则选用洗涤红细胞。输血量不宜一次过多，以免在心脏受到贫血损害的基础上突然加重心脏的工作负荷。血小板计数$< 20 \times 10^9/L$，有自发出血倾向时，可输注单采的血小板制剂。维持机体内环境稳定，维持水电解质平衡和酸碱平衡。防止心、肾功能不全。

### 4. 免疫抑制剂治疗

对于严重贫血或有血小板计数显著减少的患者，在尚难以诊断 SAA 还是 AAH 时，可用糖皮质激素和（或）环孢素治疗。环孢素通过阻断 IL–2 产生而抑制辅助性 T 细胞 2，进一步抑制 B 淋巴细胞的正调控，原则为“小剂量，长疗程”。环孢素 A 有效血药浓度个体差异性较大，须因人施治，才能发挥疗效，避免药物相关毒副作用。

（黄丽芳）

# 第四章　肿瘤性疾病

## 第一节　肿瘤溶解综合征

肿瘤溶解综合征（tumor lysis syndrome，TLS）是因肿瘤细胞大量溶解，细胞内核酸、钾离子、磷酸根离子等释放入血，超出机体代谢能力后所致的一系列严重代谢紊乱及临床综合征，严重者可危及生命。TLS 的发病率在血液系统肿瘤中为 1.1% ～ 6%。如无积极规范的治疗，死亡率有时高达 20%。传统上多关注细胞毒药物化疗和放疗后的 TLS，但近年新的肿瘤治疗手段日渐普及，研究发现用单克隆抗体、酪氨酸激酶抑制剂、蛋白酶体抑制剂、促凋亡制剂来那度胺和嵌合抗原受体 T 细胞等治疗肿瘤时均有 TLS 发生。

### 一、病因与发病机制

TLS 最常见于临床急骤进展和高度侵袭性淋巴瘤（特别是伯基特亚型）及 T 细胞急性淋巴细胞白血病的患者开始使用细胞毒药物治疗后，但它也可自行发生和（或）见于增殖率高、肿瘤负荷大或对细胞毒药物治疗高度敏感的其他肿瘤。TLS 的发病机制如下。

（1）由肿瘤细胞快速大量溶解而释放大量钾离子、磷酸根离子及核酸至体循环引起。细胞破坏所释放的核酸嘌呤经嘌呤氧化酶代谢产生尿酸，它不易溶于水，可经肾小球滤过。当肾脏无法清除过多尿酸，特别是尿液的 pH 值低时，尿酸则以尿酸结晶的形式存在。尿酸结晶在肾脏迅速沉积，导致尿路机械性梗阻而致急性肾功能不全。

（2）化疗后细胞迅速溶解，大量钾离子进入血液，导致高钾血症。加之肿瘤患者多存在代谢性酸中毒，钾离子从细胞内转移至细胞外，进一步加重高钾血症，同时肾衰竭亦加重高血钾症。

（3）肿瘤细胞比正常细胞有更高的含磷量。细胞迅速崩解致大量无机盐释放引起高磷血症。增多的磷酸根离子与血液中的游离钙结合，形成磷酸钙排出体外，引起继发性低钙血症，使患者出现手足搐搦或癫痫发作；当钙浓度与磷酸盐浓度乘积（钙磷乘积）超过 60mg/dL 时，磷酸钙沉积于肾小管的风险会增加，从而导致急性肾损伤。此外，磷酸钙沉积于心脏可能引起心律失常。

## 二、诊断及鉴别诊断

TLS 常表现为高尿酸血症、高钾血症、高磷血症及低钙血症，可导致急性肾损伤、代谢性酸中毒、心律失常、癫痫发作及全身炎症反应综合征，甚至死亡。

TLS 的危险因素包括肿瘤类型、肿瘤负荷、患者肾功能、尿酸水平及所接受的治疗，可根据肿瘤及患者相关因素进行分层，来评估各患者发生 TLS 的风险，具体见表 4–1。另外实验室指标需要注意乳酸脱氢酶和白细胞计数，其也是比较直观反映肿瘤负荷的指标。针对肿瘤类型的不同，按照发生 TLS 的风险，将患者分成高、中、低危三层，可对早期 TLS 的预警和治疗提供帮助。基于这样的分层指标，临床医生可以对每位患者进行初步判断，从而更积极地治疗疾病。

**表 4–1 肿瘤溶解综合征的危险分层**

| 级别 | 疾病特点 |
|---|---|
| 高危 | 1. 急性淋巴细胞白血病：白细胞≥ $100\times10^9/L$ 和（或）LDH ≥ 2ULN<br>2. 急性髓系细胞白血病：白细胞≥ $100\times10^9/L$<br>3. 伯基特、淋巴母细胞、弥散大 B 细胞淋巴瘤：Ⅲ / Ⅳ期和（或）LDH ≥ 2ULN<br>4. 中风险但伴肾功能不全和（或）肾脏受累 |
| 中危 | 1. 急性淋巴细胞白血病：白细胞< $100\times10^9/L$ 且 LDH < 2ULN<br>2. 急性髓系细胞白血病：白细胞（25 ～ 100）$\times10^9/L$，或白细胞< $25\times10^9/L$ 但 LDH ≥ 2ULN<br>3. 伯基特淋巴瘤：LDH < 2ULN<br>4. 淋巴母细胞淋巴瘤：Ⅰ / Ⅱ期且 LDH < 2ULN<br>5. 弥漫大 B 细胞淋巴瘤：Ⅲ / Ⅳ期且 LDH < 2ULN<br>6. 间变大细胞淋巴瘤：Ⅲ / Ⅳ期<br>7. 对化疗敏感的实体肿瘤例如神经母细胞瘤和生殖细胞瘤等，体积大 |
| 低危 | 1. 急性髓系细胞白血病：白细胞< $25\times10^9/L$ 且 LDH < 2ULN<br>2. 慢性髓系细胞白血病<br>3. 多数实体瘤 |

注：ULN 为正常值上限。

### 1. 诊断

（1）实验室肿瘤溶解综合征（LTLS）指化疗前 3d 或 7d 内出现≥ 2 个的实验室指标异常，具体见表 4–2。

（2）临床肿瘤溶解综合征（CTLS）是指在 LTLS 的基础上合并≥ 1 个下列临床表现：①血肌酐≥ 1.5 倍正常值上限；②心律失常或猝死；③癫痫发作。

表 4-2　肿瘤溶解综合征的诊断标准

| 项目 | 实验室肿瘤溶解综合征诊断标准 | 临床肿瘤溶解综合征诊断标准 |
| --- | --- | --- |
| 尿酸 | 成人≥ 476μmol/L 或儿童≥同龄同性别正常值上限或>基线值①的 25% | — |
| 血磷 | 儿童≥ 2.1mmol/ L②或成人≥ 1.5mmol/ L 或>基线值的 25% | — |
| 血钾 | ≥ 6.0mmol/ L 或>基线值的 25% | 可能或确定由高血钾引起的心律失常或猝死 |
| 血钙 | 血钙< 1.75mmol/L 或离子钙< 1.12mmol/L 或<基线值的 25% | 可能或确定由低钙血症引起的心律失常、猝死、癫痫症状、神经肌肉应激③、低血压、心力衰竭 |
| 急性肾损伤 | — | 血肌酐升高 26.5μmol/L 或基线值未知时> 1.5 倍正常值上限或少尿 [ < 0.5 mL/（kg・h）] 持续 6h |

注：①基线值指初诊时的检测值；② 15 岁以上儿童参考成人值；③神经肌肉应激包括手足搐搦、感觉异常、肌肉抽搐、腕足痉挛、低钙束臂征、面部叩击征、喉痉挛或支气管痉挛等。

### 2. 鉴别诊断

通过详细询问病史和检查，鉴别由 TLS 引起的尿酸性肾病导致的肾功能衰竭与其他因素导致的肾衰竭，如腹泻、呕吐、出血引起的肾前性肾衰竭；腹腔、盆腔、肾脏的肿瘤引起尿路梗阻导致的肾后性肾衰竭；细胞毒药物相关的肾性衰竭。在这类情况下，电解质动力学异常（即磷酸盐、碱血症和乳酸脱氢酶水平的增加）可能有助于区分 TLS 引起的肾功能衰竭和其他病因引起的肾衰竭。

## 三、预防与治疗

### 1. 预防监测

早期识别肿瘤溶解可以比较容易地处理大多数并发症，避免进展到严重阶段，才能减少患者的死亡率。肿瘤化疗及治疗前后均需监测 LTLS 和 CTLS 的指标（血尿酸、磷酸、钾、肌酐、钙和乳酸脱氢酶等）。

（1）高危患者：对于大多数 TLS 高危儿童及成人患者，特别是肾或心功能受损者，推荐初始治疗使用拉布立海而非别嘌醇。对于大多数患者，我们推荐使用单剂拉布立海（0.15 ～ 0.2mg/kg，取最接近的整瓶数）而不是多日治疗。但使用单剂拉布立海治疗时必须密切监测尿酸水平，尿酸水平仍较高时须追加剂量。一旦血清尿酸降至足够低的水平或恢复正常，也可开始使用别嘌醇治疗。

（2）中危患者：对于 TLS 中危儿童及成人患者，只要治疗前尿酸水平未升高，即< 476μmol/L，建议初始治疗使用别嘌醇而非拉布立海。不过，也可使用单剂拉布立海（0.15mg/kg，取最接近的整瓶数）。

（3）低危患者：对于 TLS 低危患者，建议采用观察等待法，即补液并进行密切监测，而非预防性使用别嘌醇或拉布立海。

## 2. 治疗

TLS 治疗需要在有危重症监护病房和血液透析条件的医院进行。监测指标包括出入量、呼吸频率、血氧、心率、血压、心电图等检查，且每 4 ～ 6h 检测 1 次电解质、肌酐和尿酸等，直到肿瘤溶解风险消失。具体处理如下。

（1）补液和碱化尿液。对于所有 TLS 中危或高危患者，一般在化疗开始前 24 ～ 48h 给予静脉补液，持续至血尿酸恢复正常、尿量正常。开始静脉补液前，应纠正可逆性急性肾损伤（如尿路梗阻）。儿童或成人按照 2 ～ 3L/（$m^2$·d），维持尿量在 80 ～ 100mL/（$m^2$·h）或者 2mL/（kg·h）。体重小于 10kg 的儿童补液按照 200mL/（kg·d），尿量维持在 4 ～ 6mL /（kg·h）。如果没有急性尿路梗阻和（或）低血容量，可按需使用袢利尿剂来维持尿量。在碱化尿液方面，因尿酸的溶解度与尿 pH 值相关，在尿液 pH 值为 5 时，尿酸的溶解度为 15mg/dL；而 pH 值为 7 时，尿酸的溶解度为 200mg/dL。故既往推荐碱化尿液至 pH 值达 6.5 ～ 7，甚至更高，以增加尿酸的溶解度，降低其在肾小管沉积的可能。但亦有研究表明，应用盐水静脉补液和碱化尿液对减少尿酸沉积的效果相当。尤其尿少时碱化尿液无法防止尿酸结晶，对于已经发生 TLS 并且存在显著高磷血症的患者，碱化尿液可能促进磷酸钙结晶和黄嘌呤结晶在肾脏、心脏及其他器官中沉积。因此，推荐碱化仅用于代谢性酸中毒患者。对尿液高 pH 值和高血磷的患者不需要碱化尿液，应用拉布立海的患者也不需要碱化尿液，对于使用别嘌醇的患者是否碱化尿液尚未达成一致。

（2）降尿酸。①别嘌醇。别嘌醇是一种次黄嘌呤类似物，可竞争性地抑制黄嘌呤氧化酶，阻断次黄嘌呤和黄嘌呤代谢生成尿酸。别嘌醇可作为高尿酸血症的预防或 TLS 低危和血尿酸正常或轻度高的中危患者（< 476μmol/L）的首选初始药物。别嘌醇由肾脏排泄，肾功能不全需调整剂量。在化疗前 2 ～ 3d 开始使用，疗程 10 ～ 14d。成人别嘌醇的常规剂量为 100mg/d，每 8h 1 次（最大剂量为 800mg/d）；儿童剂量为 50 ～ 100mg/d，每 8h 1 次（最大剂量为 300mg/d）或每次 10mg/kg，每 8h 1 次。别嘌醇的不良反应有皮疹、尿路结石、发热、嗜酸细胞增多、间质性肾病、间质性肺炎。此外，由于别嘌醇可能升高其他嘌呤的血清浓度并促进形成有活性的硫鸟嘌呤核苷酸，所以如果与别嘌醇合用，巯嘌呤应减至常规剂量的 1/4 ～ 1/3。②尿酸氧化酶。由于别嘌醇通过减少尿酸形成发挥作用，所以其不能减少已存在的血清尿酸。因此，对于已存在高尿酸血症，即血清尿酸≥ 476μmol/L 的患者，尿酸氧化酶为首选的降尿酸药物，其可以催化尿酸氧化生成水溶性很高的复合物尿囊素，快速降低血清尿酸水平。拉布立海为其中典型代表之一，对于有肾功能损害、TLS 高危风险或已发生 TLS 的患儿宜用拉布立海，推荐剂量为 0.15 ～ 0.2 mg/kg，溶于 50mL 生理盐水。如果肿瘤大量溶解，可增加至每 12h 1 次（q12h）。定期检测尿酸，指导剂量调整，一般使用 1 ～ 2d。因尿酸降解的副产物过氧化氢可引起严重溶血，故 G6PD 缺乏症患者禁用拉布立海；严重副作用很少，但需注意全身性过敏反应、皮疹、溶血和高铁血红蛋白血症。③非布司他。非布司他是一种黄嘌呤氧化酶的强效选择性抑制剂，抑制人体内尿酸的合成，但不能促进现有尿酸的排出，所以对于化疗前已存在高尿酸血症、TLS 高风险或自发性 TLS 患者，不

建议应用。与别嘌醇不同，非布司他主要经肝代谢，肾功能不全者无须调整剂量。正在服用硫唑嘌呤、巯嘌呤或胆茶碱的患者禁用非布司他。在没有拉布立海或者禁用拉布立海的情况下，不能耐受别嘌醇的高尿酸血症患者或可使用非布司他。

（3）纠正电解质紊乱。①高磷血症。限制磷摄入，充分水化促进磷盐排泄。司维拉姆是一种螯合剂，通过结合消化道中的磷酸根并减少其吸收而降低血磷；口服不吸收，全身毒性小，但肠梗阻和该药过敏者禁用；该药说明书虽无儿童适应证，但有文献报道和指南推荐。此外，氢氧化铝和碳酸镧等均可在肠道与磷结合和减少磷的吸收，但缺乏儿童应用的研究。严重的高磷血症需做血液透析或血液滤过。需注意，动态监测血磷值的趋势并结合临床表现比单次检测值更重要。②低钙血症。无症状的低钙血症无须处理，否则会加重钙磷沉积。如血钙≤ 1.75mmol/L 或低于基线值的 25%、有症状的患者可给予 10% 葡萄糖酸钙加入等量葡萄糖缓慢静脉推注。当出现症状时，可用小剂量葡萄糖酸钙缓解症状，但无须将血钙补充至正常，以免增加磷酸钙在肾小管等组织沉积的风险。③高钾血症。限制钾的摄入，控制高钾血症，防止致死性心律失常。同时应排除标本溶血引起的假性高血钾，需再次抽取标本进行核实。无症状高血钾可用沙丁胺醇雾化吸入（2.5 ～ 5.0mg）或静脉缓慢注射（5μg/kg）、葡萄糖加胰岛素（比例约 4 ∶ 1）静脉滴注，均可促进血钾向细胞内转移降低血钾。补碳酸氢钠也能促进钾向胞内转移而降低血钾，但会碱化尿液，因此应慎用。聚磺苯乙烯钠口服或直肠给药，通过肠道内的离子交换降低血钾。葡萄糖酸钙 100 ～ 200mg/kg 缓慢注射，不能降低血钾但可降低心律失常的风险，多用于等待透析前，同时需心电监护。以下情况必须尽快进行血液透析或血液滤过：血钾＞ 7mmol/L、出现症状或心电图出现宽大 QRS 波。

（4）急性肾损伤。TLS 患者出现急性肾损伤时，应注意液体和电解质平衡治疗，应用利尿剂使代谢产物排出，避免静脉注射碘剂进行增强造影检查。建议根据下列临床情况选择血液透析或血液滤过，但不推荐腹膜透析，因起效慢，且部分患者存在腹部肿瘤相关的异常。①严重少尿或无尿；②持续性高钾血症；③高磷血症诱导的症状性低钙血症或钙磷乘积≥ 70mg/dL；④严重肾功能不全和（或）心功能不全者。

（周匡果）

# 第二节　分化综合征

分化综合征（differentiation syndrome，DS）是在急性早幼粒细胞白血病（acute promyelocytic leukemia，APL）治疗过程中的一种潜在致命并发症，可发生于使用全反式视黄酸（all-trans retinoic acid, ATRA）和（或）三氧化二砷（arsenic trioxide，ATD），治疗急性髓系白血病（acute myeloid leukemia，AML）AMLT 使用异柠檬酸脱氢酶（isocitrate dehydrogenase，IDH）抑制剂（如恩西地平、艾伏尼布、奥鲁他尼布），以及治疗带有 *FLT3* 基因突变的 AML 使用吉瑞替尼时。

# 一、病因及发病机制

## 1. 风险因素

DS 的发病与白细胞计数升高密切相关，但也可在没有白细胞增多的情况下发生。一项 APL 研究中，DS 的发生与治疗期间白细胞、肌酐、乳酸脱氢酶和外周血原始细胞计数的升高相关。其他报道的相关因素包括 DS 确诊时的白细胞计数升高、白细胞计数迅速上升、APL 原始细胞表达 CD13 或 CD11b，以及体重指数升高。在一项 APL 研究中，多变量分析显示，DS 的致命结局与患者的身体状态差和人血白蛋白低相关。在接受 IDH 抑制剂治疗的患者中，尚未发现预测 DS 发展的因素。

## 2. 病理学

DS 的病理学表现主要表现在患者的肺组织中。肺组织病理学显示 DS 患者存在间质浸润，主要由不断成熟的髓系细胞组成。在致命的 DS 病例中，患者肺组织可能还表现为肺间质水肿、弥散性肺泡损伤、肺泡内出血及毛细血管炎。此外，尸检研究揭示了其他器官系统的广泛浸润，包括淋巴结、脾脏、肝脏和心包。

## 3. 发病机制

DS 的病因尚未完全了解，但与大量不断成熟的髓系细胞及其产生的炎症性细胞因子有关。在 APL 中，ATRA 和 ATO 能够诱导早幼粒细胞分化并促使组织浸润。其他可能导致 DS 的因素包括与增加的细胞因子表达相关的全身性炎症反应、血管内皮损伤引起的毛细血管渗漏综合征，以及微循环的阻塞。已被认为与 DS 相关的炎症性血管活性细胞因子包括 IL-1、IL-6、IL-8、TNF-α 和 CCL2。组织蛋白酶 G 这种增强毛细血管通透性的丝氨酸蛋白酶的释放，可能加速毛细血管的损伤。ATRA 和 ATO 通过异常的视黄酸受体 PML-RARA 介导，诱导 APL 早幼粒细胞分化，增加趋化因子产生，并上调白细胞整合素。这一过程增加了细胞对毛细血管内皮的黏附，从而促进组织浸润。

相对于 APL，与 IDH 抑制剂（如艾伏尼布、恩西地平）和 FLT3 抑制剂（如吉瑞替尼）相关的 DS 的发病机制了解较少。然而，这些药物能够促进 AML 患者的髓系细胞分化，可能通过不同的途径导致 DS 的发生。

# 二、诊断及鉴别诊断

## 1. 临床表现

DS 的临床表现可在治疗开始后的数天到数周出现，但在病情较重的患者中，症状通常较早出现。发病时机受到白血病类型和诱导治疗方案的影响。与 APL 相关的 DS 通常在诱导治疗开始后的 7 ～ 12d 发生，但在治疗的第 1 天就可能出现。在一项研究中，DS 在开始 ATRA 治疗后的中位时间为 12d（0 ～ 46d），但呈双峰模式；46%的患者在第 1 周发生 DS，而 38%在第 3 周或更晚出现症状。严重 DS 通常比中度 DS（分别为中位数 6d 和 15d）更早发生。与 AML 治疗相关的 DS 发病中位时间报告为

19 ～ 30d，恩西地平治疗相关 DS 为 1 ～ 129d，艾伏尼布治疗相关 DS 发病中位时间为 20 ～ 29d。吉瑞替尼治疗带有 *FLT3* 基因突变的 AML 相关的 DS 通常发生在开始治疗后的 2 ～ 75d。

DS 的典型临床表现包括呼吸困难、发热、低血压、体重增加、胸腔心包积液、急性肾功能衰竭、肌肉骨骼疼痛和高胆红素血症。较少见的表现有肺出血或急性发热性嗜中性细胞皮肤病。无法通过症状或体征来区分由 APL 或 AML 治疗引起的 DS。

临床症状的发生频率与综合征的严重程度有关。APL 患者中，以下表现在中度和严重 DS 中均有所记载：呼吸困难（59%～ 95%）、水肿（53%～ 81%）、不明原因的发热（53%～ 74%）、体重增加＞ 5kg（38%～ 68%）、低血压（12%～ 39%），部分患者还可能出现皮肤红色斑疹。头痛可能是假性脑膜炎的表现，这是 ATRA 和（或）ATO 治疗的潜在并发症。患有头痛和（或）视觉障碍的患者应及时进行眼底检查，以识别视盘水肿或其他假性脑膜炎的表现。

### 2. 实验室检查

DS 通常伴有异常的血液学和生化指标，但在 APL 和非 APL 的 AML 之间略有不同。APL 相关的 DS 常见的异常包括白细胞计数升高、贫血、血小板减少和凝血障碍，但其中一些异常可能是由基础白血病和（或）伴随的化疗引起的。在 APL 相关 DS 中，综合征发作时的中位白细胞计数为 31000/mL（范围 6800 ～ 72000/mL）。

在接受恩西地平治疗的 AML 患者中，约 40%合并有白细胞增多，而接受艾伏尼布治疗的患者中只有 10%发生白细胞增多。中度和严重 DS 患者的肾功能不全发生率分别为 9%和 46%。

### 3. 影像学检查

DS 的胸部 X 线检查异常很常见，表现视 DS 严重程度有所不同。与 ATRA 和（或）ATO 相关的胸腔积液似乎比与 IDH 抑制剂相关的积液更常见。DS 相关的胸部 X 线检查结果包括心胸比增加（87%）、血管蒂宽度增加（87%）、小叶间隔线和支气管袖套征（60%）、弥散性磨玻璃影（60%）、肺实变（47%）、结节影（47%）、支气管充气征（33%）和胸腔积液（73%）。大约 40%的 DS 患者在首次检查时胸部 X 线正常，严重病例中只有 11%的患者胸部 X 线正常。与恩西地平治疗相关的 DS 患者中 12%的患者有胸腔积液，与艾伏尼布治疗相关的患者中有 42%的患者有胸腔积液。

### 4. 诊断

DS 的诊断是基于临床表现和治疗背景（白血病的诱导分化治疗）的，在 APL 使用 ATRA 和（或）ATO 或 AML 使用恩西地平或艾伏尼布治疗的情况下，基于≥ 1 种临床特征的疑似诊断（基于 3 种或更多特征则可临床确诊 DS）即能够在评估其他潜在原因的同时开始糖皮质激素治疗：①发热≥ 38℃；②体重增加＞ 5kg；③低血压；④呼吸困难；⑤放射学模糊影；⑥胸腔或心包积液；⑦急性肾功能衰竭。

确切的 DS 诊断标准尚未正式确定，某些诊断标准会组合这些特征，但在确立诊断时所需的数量上存在差异。需要注意的是，DS 的特征与其他常见的临床过程有重叠，而且一个患者可能有多个原因导致症状和体征（例如 DS 合并感染）。一般来说，疾病的严重程度与存在的临床特征的数量相关。①严重：有 4 个及以上临床特征。②中度：有 3 个临床特征。③不确定：有 1 ～ 2 个临床特征。

### 5. 鉴别诊断

DS 的临床特征与其他临床过程（如感染 / 败血症、心力衰竭、肺栓塞）的表现有很大重叠。即使在评估其他原因的同时，DS 的治疗也应在首次怀疑时开始。

（1）感染 / 败血症：感染 / 败血症和 DS 均可表现为发热、低血压、呼吸窘迫和（或）影像学肺部阴影，而常规初始实验室检查和胸部 X 线检查无法明确区分。感染评估应包括外周血培养、痰涂片和培养、病毒 PCR 的鼻拭子检查，以及特定细菌、真菌和病毒感染的血清和尿液检查。在等待检查结果的情况下，可常规给予经验性抗生素治疗。

（2）肺栓塞：肺栓塞的临床表现（如呼吸急促 / 低氧、低血压、周围水肿、下肢肿胀、咳血）可能与 DS 的表现相似。此外，在 DS 中存在血栓形成的风险增加。对于有深静脉血栓形成迹象（下肢或与中心静脉导管相关）及呼吸窘迫与影像学阴影的患者，应排查肺栓塞。

（3）心力衰竭：心力衰竭可能伴随呼吸困难、低血压、水肿和影像学表现，这可能与 DS 的症状相似。此外，急性白血病患者可能由于先前的化疗而有心功能障碍。通过临床评估、脑钠肽（BNP）测定以及心电图和（或）超声心动图检查，可区分由于左心室功能、心包积液或心律失常引起的心力衰竭。

（4）肺出血：在有弥散性血管内凝血的情况下，急性白血病患者可能出现肺出血。尽管自 ATRA 和（或）ATO 应用后，APL 中其发生率已显著降低，但肺出血也可见于 DS 患者，且凝血功能检查可表现正常。在 DS 患者中，如果出现弥散性肺部阴影，往往难以确定是由于 DS、肺泡出血、肺炎还是它们的结合。通常不需要通过侵入性方法（如通过支气管肺泡灌洗）来确诊肺出血。

（5）药物过敏：在 DS 发生之前使用的抗生素或其他药物可能导致发热、皮疹、毛细血管渗漏和呼吸困难等过敏反应症状。对于在 DS 发生前使用的药物，如发现上述症状，应考虑药物过敏的可能性。

（6）急性肾损伤：DS 的诊断标准之一是急性肾损伤，但肾损伤也可能是低血压、心排血量减少、感染或药物毒性的结果。在这种情况下，对肾功能的监测和血容量的监测是必要的。

## 三、预防与治疗

### （一）预防

在使用 ATRA、ATO、艾伏尼布、恩西地平或吉瑞替尼的诱导治疗期间，不应常规给予预防性的糖皮质激素或其他预防性治疗。相反，建议在出现疑似 DS 临床表现的第一时间立即给予糖皮质激素治疗。

对于在诱导治疗的全部或部分持续时间内，或对于特定患者亚群（如基于白细胞计数、血清肌酐等），进行预防性治疗的潜在作用已在病例队列中进行了研究，但尚未进行随机试验。目前尚不清楚 DS 预防性方法是否能够显著改善结果。例如，来自西班牙血液学治疗项目（PETHEMA）的 3 项研究回顾报告称，糖皮质激素治疗与 APL 在 ATRA 治疗下 DS 发生率的轻微降低有关，但在 DS 相关死亡方面没有明显差异。然而，这是一项回顾性研究，比较了 3 个不同的非随机研究，这些研究仅对白细胞≥5000/mL 的患者使用了各种剂量、途径和疗程的糖皮质激素治疗，因此难以从中得出结论。

对于 IDH 抑制剂治疗期间的 DS 预防作用尚未得到专门研究，并且在艾伏尼布或恩西地平治疗急性髓系白血病的研究中均未针对 DS 进行预防治疗。鉴于这些患者 DS 的发生频率较低且发生较晚，不建议对这些患者进行预防性治疗。

## （二）治疗

### 1. 肾上腺皮质激素的及时应用

在怀疑患有 DS 的所有患者中，即使是在进行完整的诊断评估之前，仍建议立即开始全身糖皮质激素治疗，而不是等待诊断评估的完成。这一建议基于治疗的毒性相对较小，而且通常能够迅速并强有力地产生反应；相反，如果治疗延迟，DS 可能会迅速进展。初始使用地塞米松 10mg，口服或静脉注射，每 12h 1 次。大多数患者在 24h 内明显改善。

如果患者在 24h 内没有明显改善，可以增加用药频率至每 6h 1 次，同时重新评估可能存在的其他诊断。地塞米松（或等效药物）应以全剂量维持至少 3d，或者直到发热、呼吸困难和低氧血症缓解，然后进行逐渐减量（如每 2 ～ 3d 减少 50%）。有时，在糖皮质激素减量或停药时，DS 可能会再次发作。

糖皮质激素治疗的潜在毒性包括高血糖、失眠、抑郁、情绪不稳和免疫抑制，但严重毒性很少见。

### 2. 诱导分化药物的管理

对于大多数患者，建议继续使用那些出现 DS 的患者的诱导分化治疗。只有在患者出现 DS 严重表现（如危及生命的器官功能障碍、需要呼吸机支持的低氧血症、需要升压药治疗的低血压、急性肾功能衰竭等）时，才可能需要暂停诱导分化治疗。继续在大多数患者中使用诱导分化药物的建议是基于对及时开始糖皮质激素治疗的有利结果的观察，以及通过继续治疗来实现白血病的最佳治疗效果。

对于使用 ATRA 和（或）ATO 治疗时出现严重 DS 的患者，建议在继续糖皮质激素治疗的同时暂停这些药物。ATRA 和（或）ATO 应在严重 DS 的表现缓解（即≤ 3 个诊断标准或器官功能缺失的解决）之前暂停，然后可以恢复使用，继续至完全缓解或完成缓解诱导治疗的最短持续时间。

对于使用艾伏尼布、恩西地平和吉瑞替尼治疗的 AML 的患者，暂停这些药物不太可能在短期内产生效果，因为艾伏尼布（估计半衰期 97h）、奥鲁他尼布（估计半衰期 67h）、恩西地平（估计半衰期 137h）和吉瑞替尼（113h）的半衰期较长。如果需要，可以添加羟基脲以控制白细胞增多。

### 3. 经验性抗生素治疗

在许多患有 DS 的患者中，尤其是那些伴有中性粒细胞减少、发热或胸部影像学阴影进行性增加的患者，迅速给予广谱经验性抗生素治疗是明智的。经验性抗生素治疗需要与药物敏感性的彻底评估相结合。抗生素治疗可以根据微生物学检测结果和对治疗的反应进行调整或停止。

### 4. 对症支持治疗

在 DS 的管理中，对症支持措施也非常重要，包括降低液体负荷，稳定血压，处理呼吸衰竭、肾功能不全、心力衰竭、出血等并发症。由于 DS 的临床表现与其他可能并发于急性白血病治疗的疾病的表现相似，患者应根据上述的其他鉴别诊断条件接受治疗。

液体管理和肾脏替代疗法：对于由 DS 引起的体重增加或呼吸急促的患者，酌情给予谨慎的利尿治疗。大约 87% 的 DS 患者需要利尿治疗，有时可以迅速改善症状。对于因低血压引起的肾功能不全的患者，应通过静脉输液和（或）血管升压药来支持肾脏灌注。大约 12% 的患者需要使用肾脏替代疗法。

凝血功能障碍的治疗：对于液体过多且需要大量血液制品来控制凝血功能障碍的患者，优先使用冷沉淀、纤维蛋白原和其他凝血因子浓缩物，而不是新鲜冰冻血浆，以限制液体负荷。

氧合和机械通气：大多数患者需要吸氧，部分患者需要无创或有创机械通气以实现足够的氧合。

### 5. 复发的处理

在地塞米松初始疗程中起效的患者，少数在停用或减量地塞米松时可能会出现 DS 症状的复发。对于这些患者，应该再次使用地塞米松（每 6 ～ 12h 静脉注射 10mg），直到这些表现完全消失。与初始治疗一样，必须考虑和（或）治疗其他可能的病因，如感染、心力衰竭、肾功能不全等。

（王珏）

# 第三节　噬血细胞性淋巴组织细胞增生症

噬血细胞性淋巴组织细胞增生症（hemophagocytic lymphohistiocytosis，HLH），又称为噬血细胞综合征，是一种进行性加重伴免疫系统紊乱的单核巨噬系统反应性增生的组织细胞病。在近 80 年的时间里，HLH 一直被认为是一种遗传性的儿童疾病，这种疾病被误解为只存在于儿童群体中。但是我们现在了解到，任何年龄的患者都可能患上 HLH，而且这种疾病通常是由潜在的遗传因素和后天诱因共同引发的。事实上，成人现在约占 HLH 病例的 40%。HLH 的特征是细胞毒性 T 淋巴细胞和自然杀伤细胞（NK 细胞）不受控制和持续激活，免疫反应调控紊乱，导致炎性细胞因子分泌增加和单核 – 巨噬细胞活化，引起全身性炎症，累及多个器官和系统，主要表现为高细胞因子血症、噬血细胞大量增生。HLH 包括原发性和继发性两种类型。原发性 HLH 多为常染色体隐性遗传性疾病，相关基因多定位于 9、10 号染色体，其中 10q21–22 穿孔素基因突变较多，多发于婴幼儿，男童多见。继发性 HLH 更为常见，成年人多见，多因感染、血液系统恶性肿瘤、自身免疫紊乱或药物诱发。HLH 临床表现多样，病因复杂，诊断缺乏特异性，病情进展迅速，死亡率极高，因此早期的诊断和正确的治疗对于该病非常重要。

## 一、病因及相关疾病

HLH 被认为是巨噬细胞 – 树突状细胞谱系中更广泛的组织细胞病和肿瘤家族的一个子集。原发性噬血细胞性淋巴组织细胞增生症（pHLH）最早于 1952 年报道，目前主要分为 4 类，包括家族性 HLH、免疫缺陷综合征相关 HLH、淋巴增生性疾病、EB 病毒驱动 HLH。原发性患者均为儿童，大部分具有可识别的遗传基因缺陷，如基因突变等。这些突变导致细胞毒性 T 细胞和 NK 细胞正常功能所需的关键蛋白质功能异常。目前已确定与家族性 HLH 有关的基因缺陷有 3 种：*PRF1* 基因、*Munc13-4*（*17q25*）基因、*STX11* 基因。*PRF1* 基因编码穿孔蛋白，该蛋白通常包含在细胞溶解颗粒中，并在靶细胞膜上形成孔，促进其他细胞溶解蛋白的进入，促进细胞的渗透裂解。*Munc13-4* 基因编码 Munc–13–4 蛋白，该蛋白通常参与细胞溶解颗粒成熟和胞吐的调节。*STX11* 基因编码 syntaxin 11，syntaxin 11 是一种负责细胞溶解颗粒正常运输和胞吐的蛋白质。这些基因突变导致蛋白质功能完全丧失的患者在儿童期发展为原发性 HLH。免疫缺陷综合征很少合并 HLH，但是在感染或先天性代谢异常的情况下可能合并 HLH，这可能与巨噬细胞异常活化相关。

继发性 HLH 通常被称为成人 HLH，由外部诱因引起，包括感染、血液系统恶性肿瘤、自身免疫紊乱或药物等。最近的分析表明，大约 15% 的成人 HLH 患者携带家族性 HLH 基因突变，这可能是 HLH 发展的易感等位基因。这些次等位基因被认为是宿主因素，可能会导致 HLH 发展的基线风险，但通常不会导致疾病，其中一些等位基因出现在 5% ～ 10% 的人群中，因此它们对 HLH 发展的贡献可能很小。目前，没有关于成人 HLH 一线治疗的前瞻性研究，因此，儿童数据用以指导成人患者的治疗决策有参考意义。

## 二、发病机制

### 1. 细胞毒性 T 淋巴细胞、NK 细胞和巨噬细胞的失调

在正常生理情况下，$CD8^+$ T 淋巴细胞和 NK 细胞在遇到病毒感染的细胞或肿瘤细胞时，会释放出溶细胞颗粒，其中含有穿孔素（穿孔素是一种在靶细胞内形成孔隙的蛋白质，可促进颗粒酶的进入，破坏靶细胞膜的稳定）和颗粒酶（颗粒酶参与触发靶细胞凋亡的蛋白质），促进靶细胞的细胞溶解破坏。为了使这一过程正常进行，穿孔蛋白和颗粒酶必须在结构上正常，并在细胞内适当运输并包装成颗粒。然后，这些颗粒必须经过胞吐作用进入细胞毒性细胞与其靶细胞之间的免疫突触，之后颗粒的内容物必须进入靶细胞。在正常情况下，穿孔素和颗粒酶有助于破坏靶细胞和消除免疫激活刺激，这导致细胞毒性免疫细胞的抗原刺激减少，并最终导致细胞凋亡。这种生理上的下调，被称为活化诱导的细胞死亡，是控制免疫反应的关键。

原发性或家族性 HLH 通过基因突变破坏这一过程导致穿孔蛋白与颗粒酶发育异常，从而导致大量免疫活性细胞积聚，细胞毒性 T 淋巴细胞和 NK 细胞活性降低和缺乏。由于刺激没有被宿主免疫反应充分消除，免疫系统没有经历生理下调，无法清除的抗原刺激会导致免疫反应的持续和扩大，启动细胞因子释放放大和免疫激活增强的有害循环。被激活的免疫细胞释放的促炎细胞因子导致巨噬细胞高水平活化，从而导致噬血细胞增多、组织损伤、器官衰竭及其他炎症表现。

继发性或获得性 HLH 可能由恶性、感染性或自身免疫刺激引起，但没有可识别的潜在遗传触发因素。与原发性 HLH 患者相比，在继发性 HLH 患者中观察到不同的 T 淋巴细胞激活和分化模式。这表明其发病机制可能存在潜在差异。研究表明，导致 HLH 的淋巴瘤会产生促炎细胞因子，为细胞毒性 T 淋巴细胞和 NK 细胞的激活提供初始和持久的刺激，从而引发该综合征。EB 病毒是原发性和继发性 HLH 最常见的感染性触发因素。EB 病毒通常感染 B 淋巴细胞，可通过感染 $CD8^+$ 细胞毒性 T 淋巴细胞导致 EB 病毒相关的 HLH，这种感染驱动它们不受控制地激活和异常活动。巨噬细胞活化综合征（macrophage activation syndrome，MAS）是 HLH 的一种亚型，是在自身免疫性疾病的背景下发生的，一系列潜在的免疫功能障碍被认为使患有某些系统性自身免疫性疾病的患者更易患 HLH。另外，人们认识到 NK 细胞可能在穿孔素介导的细胞溶解上有功能异常。在同种异体造血干细胞移植后，细胞毒性调

节剂对组织造成损害而继发免疫激活的患者和造血细胞增殖产生高水平的细胞因子的患者中，可以观察到继发 HLH。这些患者在出现显著免疫功能障碍的情况下也会受到潜伏病毒再激活的影响。

### 2. 细胞因子水平显著升高

在对 HLH 病理生理的了解中，高细胞因子血症是相对较早发现的。1989 年的一项研究发现，HLH 患者的 sIL2Rα 水平显著升高。sIL2Rα 升高与淋巴瘤的水平一致，并随着临床症状改变而改变，因此 sIL2Rα 被指定为疾病活动性的标志物。HLH 患者血清中多种促炎细胞因子水平显著升高，包括 IL-1、IL-2、IL-6、IL-12、IL-16、IL-18、TNF-α 和 IFN-γ 等，有研究表明，较高的细胞因子水平与较差的预后相关。在显著升高的细胞因子中，IFN-γ 可能特别值得注意。高水平的 IFN-γ 导致巨噬细胞活化并随后增加其他促炎细胞因子的产生。在穿孔素缺陷小鼠模型中，通过感染淋巴细胞性脉络丛脑膜炎病毒诱导 HLH，$CD8^+$ T 细胞和 IFN-γ 的结合被证明是 HLH 的发生的一环，支持 IFN-γ 抑制作为 HLH 治疗的潜在靶点。

## 三、诊断及鉴别诊断

HLH 患者经常表现出一系列体征和症状，包括发热、器官肿大（淋巴结病、肝大或脾大）、神经功能障碍（如脑炎、癫痫发作或昏迷）、水肿、皮肤病表现和肝功能障碍或凝血功能障碍（如黄疸或瘀斑）的症状。患者通常病情危重，并迅速发展为感染性休克样临床表现。成人与儿童的 HLH 的临床表现存在明显差异，如病毒相关 HLH 儿童患者肝大、脾大较成年人常见，且有明显的淋巴结病变。神经系统的改变儿童多见，成人少见，常表现为谵妄、脑膜刺激征和颅内高压。HLH 主要死亡原因为出血、感染、DIC、多器官功能衰竭。儿童 HLH 主要死亡原因是多器官衰竭。

许多实验室检查和病理异常与 HLH 有关，但没有一个是特异性的。血细胞减少症（通常是 2 种或 3 种细胞系）、高甘油三酯血症、低纤维蛋白原血症、高铁蛋白血症、可溶性 CD25 水平升高、NK 细胞功能降低、肝功能检测异常和噬血现象可能以任何组合出现。噬血细胞综合征是巨噬细胞吞噬红细胞、血小板或白细胞的病理表现，通过巨噬细胞细胞质内存在全血细胞或血细胞碎片来鉴别，在骨髓、脾、肝或淋巴结检查中也可发现。在活检标本中发现噬血现象并不是诊断所必需的，也就是说，没有发现噬血现象并不可以排除噬血细胞综合征。事实上，噬血现象在大多数 HLH 病例中都可发现，但对该疾病诊断的敏感性或特异性都较低。

HLH 没有一种典型的临床表现或实验室发现，体征往往是非特异性的。对于不明原因发热、肝大、脾大、血细胞减少的患者需警惕本病可能。目前，尚缺乏明确的 HLH 诊断标准，临床广泛使用的是 HLH-2004 标准和 HLH 评估积分。对于原发性 HLH，发现特定基因突变对原发性 HLH 的诊断很重要，如发现已知的相关致病基因 *PRF1*、*UNC13D*、*STX11*、*STXBP2*、*RAB27A*、*LYST*、*SH2D1A*、*BIRC4*、*ITK*、*AP3β1*、*MAGT1*、*CD27* 等发生病理性突变，可明确诊断。对于继发性 HLH，基因检测价值有限，主要依据临床特征、实验室检查进行诊断和鉴别诊断，需符合下列 8 条指标中的 5 条：①发热（为高热且持续时间长）；②脾大；③全血细胞减少（2 种或 3 种细胞系减少），血红蛋白低于 90 g/L（4 周以内婴儿血红蛋白低于 100g/L），血小板低于 $100 \times 10^9$/L，中性粒细胞低于 $1.0 \times 10^9$/L；④高甘油三酯血症和或低纤维蛋白原血症（甘油三酯≥ 3.0mmol/L 或纤维蛋白原≤ 1.5g/L）；⑤骨髓检查、脾脏、淋巴结细胞学检查中发现噬血现象；⑥ NK 细胞活性下降或完全丧失；⑦高铁蛋白血症（达 500ng/mL 以上）；⑧可溶性 CD25 达 2400U/mL 以上。

## 四、HLH 的治疗与预后

治疗 HLH 主要包括两个方面：一是针对 HLH 的诱导缓解治疗，纠正高细胞因子状态，控制 HLH 进展；二是针对病因的治疗，如控制感染和肿瘤等诱发因素，以防止 HLH 复发。未经治疗，原发性 HLH 几乎都是致命的。继发性 HLH 患者未经治疗的死亡率尚未明确定义，但目前的文献表明死亡率为 20%～70%。HLH 常规治疗包括免疫调节剂，主要有依托泊苷（VP-16）、糖皮质激素、环孢素和静脉免疫球蛋白等。HLH 诱导治疗期使用 HLH-1994 治疗方案：VP-16 和地塞米松。经诱导治疗的患者，如证实为原发性 HLH，应尽早进行异基因造血干细胞移植；如为继发性 HLH 在诱导治疗后好转者停药；如为复发 / 难治性 HLH 则继续进行免疫治疗和化疗，直至可接受异基因造血干细胞移植。部分患者对 HLH-1994 方案无应答，可采用 DEP（阿霉素脂质体、依托泊苷、甲泼尼龙）为基础的一种挽救性治疗方案。对于难治性 EB 病毒相关 HLH，可在 DEP 方案的基础上加培门冬酶或等效的门冬酰胺酶。对于中枢神经受累者，在病情允许时应尽早经鞘内注射氨甲蝶呤和地塞米松。控制细胞因子风暴是 HLH 治疗成功的关键，目前许多针对细胞因子风暴的新型药物，如 JAK1/2 抑制剂鲁索利替尼可降低 T 细胞增殖，抑制促炎细胞因子的产生。目前新药还包括依马利尤单抗，是一种靶向干扰素 IFN-γ 的全人源免疫球蛋白 G1 的单克隆抗体。

HLH 是一种病情进展迅速、病死率高的综合征，根据 HLH-1994 方案，HLH 患者 5 年生存率在 5%～50%。但近 20 年来，随着化疗和免疫治疗联合造血细胞移植的应用，HLH 患者生存率已提高到 60% 以上。家族性 HLH 病死率极高，如果不给予干细胞移植或骨髓移植等有效治疗，患儿一般在发病 2 个月内死亡。EB 病毒感染、高龄、高铁蛋白血症、恶性肿瘤、血小板减少和中枢累及均是预后不良的危险因素。

（郑邈）

# 第四节　白细胞淤滞综合征

白细胞淤滞是一种常见于急性髓系白血病（AML）或慢性髓系白血病（CML）急变期患者的医疗急症，特征为原始细胞计数极度升高及组织灌注降低，通常外周血白细胞计数＞ $100 \times 10^9$/L。

## 一、发病机制

目前尚未完全了解白细胞淤滞的发病机制。

白细胞淤滞可能是由于存在一大群变形能力明显弱于成熟白细胞的白血病原始细胞，并发血黏度增加。随着原始细胞计数增加，这些刚性增加的细胞可在微循环中形成栓子，从而阻碍血流。输注红细胞或使用利尿剂可增加全血黏稠度，导致这种情况恶化。

分裂中的原始细胞代谢活性高及多种细胞因子伴随产生，可能会加剧局部低氧血症。这些细胞因子可导致内皮损伤和随后的出血，加重血流减少已造成的缺氧性损伤。白血病原始细胞可迁移进入周围组织，造成额外的损伤。白血病细胞可分泌 TNF、IL-1、IL- 4 和刺激因子等炎性介质，这些炎性介质可诱导整合素的激活及易化整合素的介导作用，还可刺激内皮细胞分泌黏附因子；其中，IL-1 通过激活核转录因子 NF-κB 减少细胞的程序化死亡，导致白血病细胞增多。因此，在慢性淋巴细胞白血病（chronic lymphocytic leukemia，CLL）和急性淋巴细胞白血病（acute lymphoblastic leukemia，ALL）患者中，有临床意义的白细胞淤滞和血管损伤的发病率较低，可能与 CLL 患者的代谢速率和细胞有丝分裂速率较慢及 CLL 和 ALL 患者都缺乏分解代谢酶和细胞因子相关。

很可能以上这两种机制及其他尚未确认的机制均参与了白细胞淤滞的发生。多项体外研究证实，白细胞悬液的白细胞体积分数（即白细胞比容）超过 12mL/dL 时，血黏度急剧上升。达到如此高的白细胞比容需要 AML 原始细胞计数约为 $300 \times 10^9$/L，或 ALL 原始细胞计数约为 $600 \times 10^9$/L。与上述发现一致的是，AML 与 ALL 相比，白细胞淤滞发生率更高。这也提示，在白细胞淤滞的发生机制中还有除白细胞计数以外的重要因素，因为白细胞淤滞的症状通常出现在原始细胞浓度低于这些预测阈值时。

此外，目前认为黏附分子在白细胞淤滞的发生中起重要作用。白血病细胞与内皮细胞的黏附使内皮细胞损伤，进而导致白细胞淤滞。该过程需要黏附分子的参与，介导白血病细胞与内皮细胞之间黏附过程的黏附分子包括选择素、整合素、细胞间黏附分子 ICAM-1 及血管细胞间黏附分子 VCAM-1 等。选择素及整合素介导了白血病细胞黏附于血管内皮的初始过程，其中，整合素对后期白血病细胞的黏附作用还起巩固作用。ICAM-1 是目前研究最多的黏附分子，研究表明高白细胞的白血病能刺激内皮细胞分泌更多的 ICAM-1，促进更多的白血病细胞黏附于内皮细胞。CD56 为一种神经细胞黏附分子，研究发现伴有 CD56 表达的 AML-M4/M5 中高白细胞血症发生白细胞淤滞的概率大，认为 CD56 可能是 AML 患者白细胞淤滞严重程度的一个指标。此外，不同的血流动力学状态（涡流 / 层流）及血管内是否处于低氧环境可对白细胞淤滞产生不同的影响，主要是影响黏附分子及细胞因子如 CD54、CD62E、CD106 及 IL8 的表达。目前对于黏附分子如何介导白血病细胞与血管内皮细胞之间黏附作用的具体机制尚不清楚。

## 二、诊断

白细胞淤滞是一种病理诊断，指微血管系统中可见白细胞栓子。因为受累组织活检有风险，很少获取白细胞淤滞的病理学诊断。临床上，如果白细胞过多的白血病患者（通常白细胞计数超过 $100\times10^9$/L）出现呼吸窘迫或神经系统损害，则通常经验性诊断为白细胞淤滞。白细胞淤滞的发生主要与增加的原始细胞的形态和功能特征有关，不能单纯用白细胞计数诊断白细胞淤滞。

#### 1. 临床表现

白细胞淤滞无特异性的临床表现，主要根据受累器官不同而不同，包括呼吸困难、头晕、耳鸣、头痛、视力模糊、意识模糊、嗜睡、昏迷等。白血病细胞可侵犯全身各器官，肺及中枢神经系统（central nervous system，CNS）最易受累。当外周血白细胞增高的白血病患者出现呼吸窘迫或 CNS 症状时，临床医生可经验性诊断白细胞淤滞综合征。白细胞淤滞的主要临床症状以及早期死亡的原因与中枢神经系统（约 40%）和肺部（约 30%）受累相关。

#### 2. 实验室检查

白细胞过多可能导致实验室检查结果异常。实验室检查异常包括低钾血症、高钾血症和 TLS 继发的实验室异常（如低钙血症、高尿酸血症和高磷酸盐血症等）。血液中过多的白细胞可能会被自动细胞计数器视为血小板，所以测得的血小板水平可能受到影响，必要时需手动计数血小板。白细胞淤滞患者血气分析往往提示低氧血症或呼吸衰竭，其中以 I 型呼吸衰竭常见，而指尖脉搏血氧饱和度往往不低，这种现象被称为假性低氧血症。因为过多的白血病细胞摄取氧导致假性低氧血症，所以在白细胞降低前使用脉搏血氧仪较血气分析能更准确评估患者的机体缺氧与否。多达 40% 的患者可发生 DIC，DIC 表现为不同程度的凝血酶生成（如纤维蛋白原减少）及纤维蛋白溶解增加（如纤维蛋白降解产物和 D- 二聚体升高）。化疗后可能发生 DIC 或 DIC 恶化。多达 10% 的白细胞淤滞患者可见自发性 TLS。TLS 的实验室证据包括尿酸、钾和磷酸盐的血清浓度升高，常伴有低钙血症。化疗后可能发生 TLS 或 TLS 恶化。

## 三、治疗

白细胞淤滞是一种医疗急症，20% ～ 40% 的症状性白细胞过多患者在发病 1 周内死亡，有症状的患者（如呼吸窘迫或神经系统损害）预后更差。支持治疗对于白细胞淤滞的患者尤为重要，应尽力迅速启动治疗，须充分补液以防脱水，同步降低白细胞计数。在大多数情况下，诱导化疗可实现快速白细胞下降，应联合肿瘤溶解综合征的预防治疗。同时也提倡对无症状性白细胞过多患者尽快开始降低白细胞的治疗。具体治疗措施有以下几个方面。

### （一）支持治疗

#### 1. 足够的液体水化碱化

液体疗法：足量液体 2000 ～ 3000mL/（$m^2$・d），同时碱化尿液，予 5% 碳酸氢钠 80 ～ 100mL/（$m^2$・d），使尿 pH 值＞ 7.0。

2. 高尿酸血症的防治

化疗前即应开始治疗，给予别嘌醇 10mg/（kg・d），分 3 次口服，以阻断次黄嘌呤和黄嘌呤代谢，从而抑制尿酸合成（现常用非布司他替代）。积极纠正水电解质失衡及代谢性酸中毒，预防感染。少尿和无尿按肾衰处理，若出现高钾血症应立即静脉补钙或静脉给予碳酸氢钠或胰岛素，必要时采取血液透析或腹膜透析以挽救生命。

3. 预防出血

白细胞淤滞患者常常合并凝血异常，会进一步增加局部出血风险，若出现 DIC 则应考虑针对 DIC 的特定治疗。患者还应接受预防性血小板输注以维持血小板计数＞ $20\times10^9$/L，直到白细胞计数减少且临床情况已经稳定。白细胞计数已经显著降低后的颅内出血风险最大，提示先前血氧不足或缺血的毛细血管床循环恢复时可能发生再灌注损伤。因此，在缓解诱导期，积极的血小板输注支持应持续数周。

4. 其他治疗

由于高黏滞综合征，红细胞输注需慎重、缓慢进行，最好在白细胞水平下降后，以免进一步增加血黏度。对于出现呼吸衰竭的患者，需到 ICU 病房行呼吸支持治疗；存在感染的患者，积极给予经验性抗感染治疗。

## （二）降低白细胞的治疗

1. 药物治疗

通过药物可以迅速减少血循环中的原始细胞数量、降低肿瘤负荷、减轻高黏滞状态、改善微循环。在白细胞过多的情况下，诱导化疗既可迅速降低循环白细胞计数，又能摧毁骨髓中的白血病细胞。针对不同 FAB 分型的高白细胞白血病患者选择相应的化疗药物治疗，国内外尚无统一标准。临床通常选择羟基脲、阿糖胞苷用于髓系高白细胞白血病患者；糖皮质激素用于淋巴细胞性高白细胞白血病患者。伴高白细胞的 AML 或 CML 可应用小剂量阿糖胞苷 100 ～ 200mg/d 持续静脉滴注或口服羟基脲 50 ～ 100mg/（kg・d），根据白细胞数目调整阿糖胞苷或羟基脲用量。对于 APL 患者在单用 ATRA 诱导治疗过程中，因大量白血病细胞的快速成熟导致白细胞增多，有发生分化综合征的风险，对发生分化综合征的 APL 可加用糖皮质激素，如地塞米松 5 ～ 10mg/ 次。因此，对于出现高白细胞的 APL 患者，将 ATRA 与细胞毒性化疗联合起来是非常必要的。蒽环类化疗联合 ATRA 仍然是 APL 高白细胞血症患者的首选治疗方案。ALL 伴高白细胞可应用糖皮质激素迅速降低白细胞数，如泼尼松由 $15mg/m^2$ 逐渐加量至 $30mg/m^2$、$45mg/m^2$、$60mg/m^2$，待白细胞降至 $50\times10^9$/L，也可同时加用其他种类化疗药物，白细胞过多患者采用诱导化疗后需警惕肿瘤溶解综合征的发生并进行积极预防和对症处理。

2. 白细胞分离术

外周血白细胞分离术可去除大量的白细胞，能迅速有效地减轻肿瘤细胞负荷，改善患者的临床症状，避免发生急性肿瘤细胞溶解综合征。然而，白细胞分离术不能清除骨髓中的细胞，治疗后白细胞可能会迅速反弹。伴有心血管并发症、血流动力学不稳定或凝血功能障碍的患者为白细胞分离术的禁忌证。白细胞分离术不应用于急性早幼粒细胞白血病患者，可能会加重该类患者的凝血功能障碍。

白细胞分离术的益处如下。①减少高黏滞综合征及 ATLS 的发生。白细胞分离术可迅速去除外周血中的大量白血病细胞，减少体内白血病细胞负荷，从而降低血黏度，并减少 ATLS 的发生率。②提高化疗药物的杀伤作用。化疗药物只对增殖期细胞有杀伤作用，对静止期（G0 期）细胞无效。白细胞分离术使得大量增殖期细胞被清除，静止期细胞进入增殖期，从而大大地提高化疗药物的杀伤作用。③减少潜在的化疗诱导的细胞毒性作用。

白细胞分离术的局限性：①需要外周静脉置管，增加了发生出血和感染并发症的可能性；②合并显著凝血异常的患者不宜接受此治疗；③对于白细胞分离术应从何时开始、持续多长时间、何时停止、如何选择进行白细胞分离术的白细胞数阈值及如何确定患者入选标准等问题，目前还没有统一的标准，这增加了临床执行的难度；④对于白细胞分离术是否能够改善总存活率，尚存在争议。

（周密）

# 第五节　高黏滞综合征

高黏滞综合征是由血黏度相关因素升高造成血黏度高并表现出临床症状的现象。当血细胞或血浆蛋白数量增加、血浆蛋白变性、细胞形变能力下降或细胞黏附 / 聚集增加时，血黏度升高，血流阻力增加，当血黏度超过 4mPa·s时，可以诱发血流淤滞和微循环障碍，导致组织缺氧，毛细血管壁损害和通透性增加，引起一系列临床症状，即为高黏滞综合征。

## 一、发病机制

### 1. 影响血黏度的因素

在血清和血浆中，黏度水平主要由蛋白质决定。蛋白质的三维结构很重要：小的球形蛋白质在血浆中的旋转无方向性，对血黏度贡献很小；而大的线性蛋白质如纤维蛋白原可以端对端旋转，能够不成比例地提高血黏度。免疫球蛋白 IgM 的分子量为 950kDa，具有较高的轴向长宽比，因此其产生高黏滞综合征的 IgM 水平中值在 5000mg/dL 范围内；较小的免疫球蛋白如 IgG 和 IgA 的浓度则分别需要超过 10000mg/dL 和 7000mg/dL 才可能造成高黏滞综合征。

全血黏度的主要贡献者通常是红细胞。理论上，白细胞应该对血黏度有更大的影响，因为它们的内部结构复杂、存在细胞器，并且它们的膜具有更大的黏性。实践中也证明白细胞悬浮液的黏度远远高于红细胞悬浮液的黏度。但在健康人中，由于白细胞数量仅为红细胞的千分之一，白细胞对血黏度的影响完全可以忽略不计。然而，对于白血病患者来说情况则大不相同。20% 的慢性粒细胞白血病患者的计数甚至超过 $300 \times 10^9$/L，如此大的白细胞浓度可能会影响全血黏度。不过在大多数慢性粒细胞白血病和慢性淋巴细胞白血病患者中，由于疾病导致的血细胞比容下降的速度通常快于白细胞压积上升的速度，因此细胞压积实际上有下降的趋势，最终全血黏度在高白细胞的患者中只是轻微升高。

### 2. 造成血黏度变化的疾病

造成血黏度变化的疾病可根据影响血黏度的因素分为增加血浆黏度的疾病和增加全血黏度的疾病。血浆黏度的增加可由高纤维蛋白原血症或高丙种球蛋白血症所致。单克隆性的高丙种球蛋白血症最常见于华氏巨球蛋白血症或多发性骨髓瘤患者。多克隆性高丙种球蛋白血症则往往与感染和自身免疫性疾病相关。

全血黏度的增加见于各类引起白细胞增加的急、慢性白血病和引起红细胞增多的疾病如真性红细胞增多症、发绀型先天性心脏病等。需要注意的是，当红细胞的刚性增加，红细胞将无法通过形变穿过直径较小的毛细血管，在细胞数基本正常的情况下也能使微循环中的全血黏度显著提升，见于镰状细胞贫血。

## 二、临床表现及相关检查

### 1. 临床表现

高黏滞综合征的典型三联征是黏膜或皮肤出血、视力改变和局灶性神经功能缺损。小静脉的血黏度最高，如果没有足够的底层组织支持，黏性液体施加的阻力能轻易撕裂小静脉壁，在静脉暴露处造成出血。常见的眼部症状包括视力模糊或复视，眼底改变开始为视网膜静脉扩张、屈曲，进而发展为视网膜静脉腊肠样扩张、局灶性出血，最后导致视网膜静脉显著扩张、视网膜渗出、出血、视盘水肿等。视网膜中央静脉阻塞和视网膜脱离并不常见。神经系统症状包括头痛、头晕、眩晕、耳鸣、注意力难以集中、听力受损、共济失调和嗜睡。如果血黏度极高，甚至可能会发生癫痫发作和昏迷。

### 2. 检查

血液流变学检测是检验血黏度最直观的方法，常见参数包括全血黏度、血浆黏度、血细胞比容、红细胞变形性、红细胞聚集性、血小板聚集性等，红细胞沉降率也属于血流变检测中的一项。血常规可以提示血液中细胞组分的数量和形态异常，生化和凝血结果可以发现影响血浆黏度的各类蛋白、血脂等水平的变化，这些常规检查都是必要的；对于高球蛋白的患者，血清蛋白电泳有助于区分球蛋白的来源是单克隆性的还是多克隆性的；通过骨髓穿刺，可以进一步明确导致血液系统异常变化的根源。由于高黏滞综合征对视力的影响可能是永久性的，一旦怀疑本病应进行尽早眼科检查。对于出现神经症状的患者应该完善头部磁共振检查。

## 三、诊断

由于血黏度的检测开展较少且没有统一标准，临床诊断高黏滞综合征往往更依赖于症状和疾病的诊断。对于有典型的高黏滞综合征临床症状、同时原发病具有高黏滞综合征风险的患者，应积极诊断高黏滞综合征并尽快处理。

## 四、治疗

### 1. 急性期的处理

由各种蛋白升高造成的高黏滞综合征，其最有效的治疗方法是通过血浆置换去除循环中的异常蛋白。这些蛋白往往因分子较大而被限制，主要存在于血管内，因此可通过血浆置换迅速去除，从而快速缓解症状。血浆置换时需要注意：①在无颅内出血的情况下，表现为严重神经系统损害的患者，应接受紧急血浆置换治疗；②用白蛋白而非血浆进行血浆总容量（成人为 3 ～ 4L）置换，直至症状消退或血清黏度恢复正常；③避免在此期间输注浓缩红细胞，否则可能会进一步增加全血黏度；④尽早针对原发病治疗。

由血细胞增多引起的高黏滞综合征需要尽快通过血细胞分离术清除多余的细胞。一般认为，当白细胞计数超过 $100 \times 10^9/L$ 时，患者可能会出现与组织灌注受损相关的体征和症状，需要紧急进行白细胞分离术。

### 2. 降低血黏度的一般疗法

通过血液稀释疗法扩张血容量可以降低全血黏度；应用抑制血小板和红细胞聚集的药物可以降低血细胞之间的黏附聚集；增强纤溶的药物可以消耗纤维蛋白原；调脂药物也能在一定程度上降低血黏度。

### 3. 针对原发病的治疗

无论高黏滞综合征的病因是血液系统恶性肿瘤，还是感染或自身免疫病，在完成急性期的处理后，均应该积极针对原发病进行治疗，否则在停止血浆置换后患者会再次出现高黏滞综合征症状。值得注意的是，在华氏巨球蛋白血症患者中，由于利妥昔单抗的燃瘤效应造成的 IgM 反跳并不少见，可能进一步加重高黏滞综合征，故对于 IgM 高水平（通常＞ 4000mg/dL）的患者，应在给予利妥昔单抗之前进行血浆置换以预防 IgM 反跳。

（王迪）

# 第六节 血液肿瘤相关代谢异常

## 一、概念及发病机制

物质代谢是各项生命活动的基础和保障，食物包含的营养元素（糖类、脂类和蛋白质等）经过复杂的代谢过程为生命活动提供所需能量，同时为组织细胞生长和增殖提供各种组成分子（蛋白质、脂类、多糖和核酸），完成各种生命活动所需的各种生物活性分子（酶、信号分子、绝疫分子和转录因子等），以及维持机体内环境稳定。

20 世纪初，奥托·瓦博格教授发现肿瘤细胞即使在氧气充足的条件下也倾向于通过糖酵解将葡萄糖代谢为乳酸，就此拉开了肿瘤代谢研究的序幕。随后，人们把这种在有氧条件下恶性肿瘤细胞活跃糖酵解代谢的特殊生化表型称为瓦博格效应或有氧糖酵解。许多研究表明瓦博格效应有利于肿瘤生长、增殖、转移，以及在不利内环境下生存，且与肿瘤恶性程度和预后密切相关。

随着对肿瘤代谢逐步深入研究，研究人员发现肿瘤细胞为满足其增殖所需的能量要求，通常出现能量和物质代谢重编程的现象。生理状态下，细胞需要在生长因子、细胞因子、激素或抗原 / 共刺激受体的“许可”来增加营养摄取。所有的癌症，包括白血病和淋巴瘤，都获得了细胞自主摄取营养物质的能力，从而绕过了正常的调节机制。这种不受限制的营养吸收对于构建细胞快速倍增所必需的细胞生物量（蛋白质、脂类、核酸）至关重要。由于环境中可获得的特定营养元素与其所需不完全匹配，癌细胞必须重新连接代谢回路，即代谢重编程，如葡萄糖、氨基酸的摄取及消耗增加，有氧糖酵解明显增加而氧化磷酸化下降，糖和氨基酸等代谢中间物大量流向合成代谢，脂类、蛋白质和核酸合成加强等。这些代谢改变有利于肿瘤恶性增殖、侵袭转移及适应不利生存环境等。这些密集的代谢活动需要大量 ATP 形式的能量和 NADPH 形式的还原当量，以推动生物合成反应。

### 1. 糖代谢重编程

正如近 100 年前瓦博格教授首次描述的那样，无论氧的供应是否充足，大多数癌细胞都会迅速将葡萄糖糖酵解为乳酸。癌细胞的活跃糖酵解至少有两大益处：①与氧化磷酸化相比，糖酵解产生 ATP 速度快，这对于快速增殖的肿瘤细胞极为有利；②肿瘤细胞可通过糖酵解获取中间代谢产物，用于合成脂肪、蛋白质和核酸，以满足其增殖旺盛所需要的还原当量。在高度糖酵解的癌细胞中，由糖酵解产生的有限数量的 ATP（每升葡萄糖产生 2 个 ATP 的最大值）足以支持细胞增殖，而不需要由线粒体氧化磷酸化产生的额外 ATP。此外，糖酵解还可通过影响线粒体外膜通透性，使肿瘤细胞获得拮抗细胞凋亡的能力，提高对放化疗等促凋亡作用的耐受。同时，糖酵解过程中产生的大量乳酸，可导致微环境酸化，有助于肿瘤侵袭转移，抑制免疫功能和耐药等。

经典致癌通路，如 RAS、MYC 和 PI3K/ATK/TOR 通路均可诱导葡萄糖转运蛋白和糖酵解酶的表达，促进包括白血病、淋巴瘤等多种血液肿瘤的糖酵解。此外，白血病特异性遗传改变，如 *BCR-ABL* 融合基因或 *FLT3* 基因突变，也从不同途径促进葡萄糖摄取及有氧酵解，增强了肿瘤代谢对糖酵解的依赖。

### 2. 脂代谢重编程

脂质分子主要包括脂肪酸、甘油酯和类脂三类，是生物膜的关键组分，参与多种重要生命活动。肿瘤细胞主要通过影响脂肪酸、磷脂和胆固醇三大脂质分子的摄取、合成和分解等途径来引起脂代谢重编程。一方面，脂代谢重编程使得肿瘤细胞产生更多的能量，有利于肿瘤细胞在营养匮乏的微环境中存活；另一方面，脂代谢重编程产生的信号分子可激活肿瘤相关信号通路，促进肿瘤细胞增殖、侵袭和转移。快速分裂的白血病细胞需要高水平的磷脂、胆固醇和甘油三酯以满足细胞膜结构合成所需。

在正常生理条件下，质膜中的游离胆固醇不是静态的，而是在细胞内部和表面之间不断穿梭。通常，细胞质胆固醇以胆固醇酯的形式存在，而游离胆固醇几乎完全位于质膜内。因为细胞质中的游离胆固醇有毒，细胞内胆固醇的酯化反应至关重要。细胞内游离胆固醇被酰基辅酶 -1 酯化，并通过中性胆固醇酯水解酶 1（neutral cholesteryl ester hydrolase 1，nCEH-1）的作用释放。在正常淋巴细胞中，大约 90% 的细胞内胆固醇是游离的，8% 是酯化形式。然而，在白血病细胞（包括急性和慢性髓系白血病）中，约 40% 的细胞酯化，ACAT-1 表达增加 27 倍。白血病细胞似乎具有以脂滴形式捕获和储存胆固醇的独特能力，以保证更高水平的胆固醇储备。

### 3. 氨基酸代谢重编程

糖代谢重编程是肿瘤代谢异常的重要标志，然而，某些肿瘤细胞在增殖或转移过程中也存在不依赖葡萄糖而更依赖谷氨酰胺的情况。研究表明，除了糖代谢能够为肿瘤细胞增殖提供能量外，氨基酸代谢也在肿瘤的发生发展过程中具有不可替代的作用。1955 年哈里·伊格尔教授观察到相比于其他氨基酸，肿瘤细胞对谷氨酰胺有着特别偏好，虽然谷氨酰胺是一种非必需的氨基酸，但细胞内谷氨酰胺主要来自血液。谷氨酰胺是人体血液中最丰富的氨基酸，当葡萄糖代谢受阻时可作为替代能量来源，增加谷氨酰胺分解代谢是许多恶性疾病的共同的代谢特征。

谷氨酰胺可以通过溶质载体家族成员转运到细胞和线粒体中，包括 SLC1A5、SLC38A2、SLC38A1 和 SLC1A1。谷氨酰胺通过 SLC7A5 抗转运蛋白输出以换取细胞外亮氨酸。大多数白血病和淋巴瘤存在过度表达 SLC1A5 蛋白，以吸收更多的谷氨酰胺用来维持肿瘤增殖。SLC1A5 的表达可以通过上调 AML 干细胞和祖细胞中转录 *3-MYC* 原癌基因轴的信号转导器和激活因子，从而增加白血病干细胞中谷氨酰胺的流入以延长肿瘤存活期。SLC7A5 除转运谷氨酰胺外也对其他支链氨基酸（亮氨酸、异亮氨酸、缬氨酸）及侧链较大氨基酸（苯丙氨酰胺、酪氨酰胺、色氨酰胺、天冬酰胺、甲硫氨酸）亲和力高，可广泛表达于肿瘤细胞中，为肿瘤细胞的营养物输入提供支持。有研究发现，缺氧诱导因子（HIF-2α）可以上调 SLC7A5 表达，癌基因 *c-Myc* 也被发现可促进 SLC7A5 表达。

谷氨酰胺参与蛋白质和谷胱甘肽的合成。谷氨酰胺在线粒体谷氨酰胺酶或细胞质天冬酰胺酶的作用下降解为铵离子和谷氨酸。谷氨酰胺酶在许多血液系统恶性肿瘤中高表达，并作用于谷氨酰胺代谢和分解代谢途径。谷氨酰胺是 T 细胞充分分化和发挥功能所必需的生物能量和生物合成的来源。活化的 T 细胞比未受刺激的 T 细胞多摄取 5 ～ 10 倍的谷氨酰胺。SLC1A5 和 SLC7A5 对于亮氨酸交换和 mTORC1 通路的激活以及诱导初始 $CD4^+$ T 细胞向辅助性 T 细胞 1 和辅助性 T 细胞 17 分化是必需的。肿瘤中 SLC1A5 和谷氨酰胺酶表达的上调有助于肿瘤微环境中谷氨酰胺的剥夺，抑制效应 T 细胞的增殖和功能。

半胱氨酸是一种半必需的氨基酸，参与谷胱甘肽的合成，对血液恶性肿瘤的发生和发展至关重要。

半胱氨酸代谢对白血病干细胞的维持至关重要。当半胱氨酸耗竭时，谷胱甘肽合成受损，导致琥珀酸脱氢酶 A 的谷胱甘肽化减少，而琥珀酸脱氢酶 A 是电子传递链复合物Ⅱ的关键组成部分，会抑制氧化磷酸化使三磷酸腺苷的生成减少，最终导致白血病干细胞死亡。

### 4. 核苷酸代谢重编程

细胞内核苷酸代谢库水平升高是包括肿瘤细胞在内的快速增殖细胞的一个特征。例如，4 种 dNTP（dATP、dGTP、dCTP、dTTP）和 4 种 NTP（ATP、GTP、UTP、CTP）在肿瘤细胞中的浓度分别比正常细胞高 6 ～ 11 倍和 1.2 ～ 5 倍。在肿瘤细胞中，核苷酸从头合成和补救合成途径的活性均高于正常细胞。有研究指出，肿瘤细胞中核苷酸主要通过从头合成途径合成。在许多类型肿瘤中，嘌呤和嘧啶生物合成几乎所有关键酶都增加。如前文所述，肿瘤细胞大量摄取葡萄糖和（或）谷氨酰胺，快速将这些营养物分解代谢，以支持肿瘤细胞增殖。为了实现核苷酸生物合成的增加，肿瘤细胞通过致癌蛋白 PI3K 和 c-Myc 的激活，将来自葡萄糖和谷氨酰胺的碳源转入从头合成核苷酸的途径。细胞质酪氨酸激酶激活和 HIF-1 转录调控都支持这种葡萄糖代谢方式的改变。c-Myc 诱导的谷氨酰胺代谢酶的丰度和活性变化，增加了核苷酸从头合成所需的前体。

### 5. 线粒体代谢重编程

由于不同肿瘤发生和发展所驱动的基因不同，以及同一肿瘤内不同部位肿瘤细胞的微环境不同等因素，肿瘤细胞糖代谢存在异质性，如白血病干细胞和弥漫大 B 细胞淋巴瘤（diffuse large B-cell lymphoma，DLBCL）的亚群，并不表现为高糖酵解表型，反而特别依赖线粒体氧化磷酸化。细胞凋亡是指为维持内环境稳定，细胞在基因控制下程序性死亡的过程。肿瘤的发生、发展与细胞的凋亡有密切关系，在肿瘤发生和发展过程中，细胞不仅发生了异常增殖，也出现凋亡调节失控，与肿瘤相关的各种信号通路、基因突变及微环境等似乎都倾向于通过靶向线粒体功能的调节来参与肿瘤的发生过程。其中引起细胞凋亡的相关基因原癌基因 *BCL-2* 家族、*c-Myc* 家族和抑癌基因 *p53* 家族等备受关注。如 *BCL-2* 主要通过定位于细胞内线粒体外膜、内质网及核膜的胞质面，调整膜电位，改变膜通透性等方式抑制凋亡。

### 6. 肿瘤代谢异质性

自瓦博格效应提出以来，研究者陆续发现肿瘤细胞中普遍存在有氧糖酵解、谷氨酰胺分解代谢活跃等异于正常细胞的代谢模式，使肿瘤代谢研究成为攻克肿瘤的新希望。然而，近些年研究表明提出肿瘤细胞的代谢似乎同基因异质性一样，呈现明显的异质性特点，即肿瘤代谢不表现为单一且普遍的改变，肿瘤之间和肿瘤内部均存在显著的代谢差异，葡萄糖不是肿瘤获得能量的唯一营养物质，同一患者肿瘤细胞中不仅糖酵解增强，同时也存在氧化磷酸化增强。由于肿瘤细胞在生长和治疗过程中遗传变异的产生和累积，导致细胞呈现出不同的代谢特性。正如前文所述，在许多研究中证实，肿瘤干细胞与非肿瘤干细胞之间存在明显代谢异质性，如白血病干细胞主要依赖线粒体氧化磷酸化而不是糖酵解，但值得一提的是，肿瘤细胞代谢方式并非固定不变，而与微环境变化密切相关。目前认为肿瘤治疗耐药机制与肿瘤代谢异质性可能相关，因此，深入研究和认识肿瘤代谢异质性，对于指导肿瘤代谢研究、加速靶向肿瘤代谢药物的研发及开展个体化肿瘤代谢治疗具有重要意义。

## 二、常见表现

能量代谢是指营养物质在体内代谢过程中能量的释放、转化及利用过程。血液肿瘤患者会发生多种物质代谢紊乱，包括糖代谢紊乱、氨基酸代谢紊乱、核苷酸代谢紊乱等，与之伴随的是能量代谢的改变，恶性肿瘤患者的静息能量代谢普遍升高。

### 1. 糖代谢紊乱表现

糖代谢异常是肿瘤的经典代谢特征，最早由瓦博格教授发现，他提出肿瘤细胞与正常细胞相比，即使在氧气充足的情况下，依然通过糖酵解过程产生乳酸，即所熟知的瓦博格效应。研究表明淋巴瘤患者表现为高乳酸血症，且 PET/CT 影像学图像中未显示淋巴瘤病变中存在坏死组织，支持了患者存在与组织缺氧无关的 B 型高乳酸血症的观点，即血乳酸升高是由肿瘤的糖酵解引起的。糖代谢紊乱普遍存在于肿瘤的发生、发展中。肿瘤患者常表现出胰岛素抵抗、糖耐量减低、空腹血糖受损，甚至糖尿病，临床治疗时应密切监测患者血糖和糖耐量等数值的波动情况。

### 2. 脂代谢紊乱表现

肿瘤细胞脂代谢异常通常表现为脂质摄取增加、脂质合成、脂肪酸氧化和脂质储存。基因突变和环境因素（如缺氧、酸中毒和营养缺乏等）是驱动肿瘤细胞代谢重编程的重要因素。而肿瘤宿主的脂类代谢则与之相反，脂肪动员和分解不断被动员，同时存在不同程度的外源性脂类利用障碍。这些改变与肿瘤癌基因信号通路增强、相关代谢酶改变和炎症等密切相关。因此，肿瘤脂类异常代谢通路及相关酶是肿瘤潜在的抗癌药物治疗靶点，也是肿瘤营养支持治疗的重要参考依据。CLL 是一种倾向依赖脂质代谢而不是糖酵解来促进细胞增殖的血液肿瘤。有研究证实 CLL 细胞增加了参与指导脂肪酸、甘油三酯和胆固醇形成途径蛋白质的表达。CLL 细胞似乎能够克服调节胆固醇水平的正常反馈机制，导致细胞内脂质水平升高，以此改变膜组成及脂代谢信号通路。同样，在几乎所有的急性淋巴细胞白血病患者诊断中均可发现血脂异常，主要表现为低高密度脂蛋白水平和轻度的高甘油三酯血症。

### 3. 氨基酸代谢紊乱表现

除葡萄糖代谢重编程帮助供应肿瘤细胞的生物能量需求外，氨基酸代谢重编程在生物合成途径中也发挥了相当大的作用。氨基酸在体内的代谢包括两个方面：①用以合成机体自身所特有的蛋白质、多肽及其他含氮物质；②通过脱氨作用、转氨作用、联合脱氨或脱羧作用，分解成 α－酮戊二酸、胺类及二氧化碳。氨基酸分解所生成的 α－酮戊二酸可以转变成糖类、脂类或再合成某些非必需氨基酸，也可以经过三羧酸循环氧化成二氧化碳和水，释放能量。

谷氨酰胺是一种人体中非必需且丰富的氨基酸，作为氨基酸和核苷酸生物合成中的主要氮供体，对肿瘤细胞的存活和增殖至关重要。谷氨酰胺分解代谢通常由谷氨酰胺酶（GLS）驱动，GLS 将谷氨酰胺转化为谷氨酸和氨。在谷氨酰胺依赖性肿瘤（如 DLBCL）中，谷氨酰胺的碳通过谷氨酰胺的分解存在于天冬氨酸、谷氨酸和三羧酸循环代谢物中。因此，谷氨酰胺取代了丙酮酸作为 DLBCL 中三羧酸循环的碳源。此外，在谷氨酰胺饥饿状态下，谷氨酰胺还可通过提供 α－酮戊二酸来补充耗尽的三羧酸循环中间体，从而促进肿瘤细胞增殖。除谷氨酰胺外，丝氨酸、脯氨酸、丙氨酸、苏氨酸等升糖氨基酸，以及亮氨酸、异亮氨酸、缬氨酸等支链氨基酸在肿瘤细胞中的水平也明显升高。

### 4. 恶病质代谢紊乱表现

恶病质是一种潜在疾病状态下的复杂代谢综合征，以伴有或不伴有脂肪组织丢失的肌肉减少为特征，其明显临床特征为成年人体液潴留纠正后体重减轻或内分泌紊乱导致的儿童生长发育障碍，是几乎所有慢性疾病到达一定阶段后均会出现的严重临床结局。恶病质的发生常伴随营养不良，两者鉴别困难。肌肉减少症、厌食、炎症反应、胰岛素抵抗及肌肉蛋白质的分解增加等表现，通常与恶病质相关。

糖代谢改变是恶性肿瘤恶病质的特征之一。肿瘤细胞依赖糖酵解途径分解葡萄糖，因此葡萄糖被转化为乳酸。乳酸进入肝脏糖异生，在磷酸烯醇丙酮酸羧激酶的帮助下重新转化为葡萄糖。在此之后，新形成的葡萄糖再次被肿瘤细胞吸收并产生乳酸，并再次激活肝产生更多的葡萄糖。这个循环被称为“Cori 循环”。对比糖酵解能量产生和肝糖异生能量消耗，肝脏每利用 2mol 乳酸合成 1mol 葡萄糖需要消耗 6mol ATP，由此可见肿瘤糖代谢通过“Cori 循环”是得不偿失的。此外，肝细胞产生的葡萄糖增加或外周对葡萄糖的利用减少导致了恶性肿瘤患者的糖耐量下降。血液中葡萄糖水平的升高会导致胰岛素代偿性升高，最终可能导致胰岛素敏感性受损，进而出现胰岛素抵抗。

恶病质患者脂类代谢也出现严重紊乱，具体如下。①脂肪组织分解动员增加：血浆总胆固醇、甘油三酯、低密度脂蛋白水平升高。②内源性脂肪消耗增加：白色脂肪大量丢失，部分白色脂肪棕色化，发挥类似棕色脂肪的产热、消耗能量功能，使脂肪及肌肉进一步减少，促进肿瘤恶病质的发生。肿瘤恶病质状态下宿主蛋白质、氨基酸代谢也会出现紊乱表现，蛋白质紊乱主要表现为肌肉蛋白质高代谢，使得骨骼肌不断萎缩。同时整体蛋白质周转加快，肝合成和分泌急性期反应蛋白增加，肌肉蛋白质分解加强，释放出的氨基酸异生葡萄糖增加；内脏蛋白分解增加而蛋白质合成减少，蛋白转化率升高；低蛋白血症，血浆氨基酸谱发生变化，患者总体呈现负氮平衡。

## 三、治疗

肿瘤代谢重编程是肿瘤的核心特征，是决定肿瘤发生、发展和转移的最重要的基础。肿瘤代谢重编程既有普遍性，又具有高度异质性。因此，针对不同肿瘤的代谢特点或薄弱环节，通过化学小分子、营养素或基因编辑等手段，进行选择性干预，纠正或干扰肿瘤代谢，以达到抑制肿瘤生长、增强其他抗癌手段疗效，这种治疗手段即肿瘤代谢调节治疗。目前关于血液肿瘤代谢调节治疗研究方向主要针对糖代谢、脂代谢、氨基酸代谢等重编程后的关键通路或分子，多使用小分子抑制剂及选择性营养素干预。

### 1. 靶向肿瘤糖代谢的调节治疗

己糖激酶是糖酵解过程中的第一个限速酶，目前在肿瘤中研究较多的是己糖激酶 2。如甲磺酸伊马替尼是特异性靶向 *BCR-ABL* 的酪氨酸激酶抑制剂，可降低白血病细胞中的己糖激酶和 6GPD 的活性，进而抑制糖酵解和磷酸戊糖途径，目前广泛用于慢性髓系白血病及 $Ph^+$ 急性淋巴细胞白血病治疗。2- 脱氧葡萄糖是己糖激酶 2 抑制剂，具有与葡萄糖类似的结构，能够与葡萄糖竞争己糖激酶 2，从而抑制糖酵解。在非霍奇金淋巴瘤细胞系中，2- 脱氧葡萄糖在缺氧和有氧条件下均能抑制细胞增殖。当 2- 脱氧葡萄糖与甲泼尼龙联用时，通过下调 HIF-1α 和 c-Myc 协同抑制细胞增殖，有实验在体外验证 2- 脱氧葡萄糖与阿糖胞苷联用发挥协同作用抑制糖酵解，但临床使用仍较困难。主要原因是 2– 脱氧葡萄糖体内在实现己糖激酶 2 竞争性抑制时的剂量过高，会导致低血糖以及心脏和血液学毒性。

### 2. 靶向线粒体代谢的调节治疗

因肿瘤代谢异质性的发现，除糖酵解外，线粒体氧化磷酸化对白血病的存活和增殖同样至关重要，尤其是对于白血病干细胞而言。多项实验表明通过破坏线粒体蛋白合成、线粒体 DNA 复制或线粒体蛋白降解来抑制线粒体功能，可有效杀死白血病干细胞。抗生素替加环素可通过干扰线粒体翻译，选择性杀伤白血病干细胞和祖细胞，且对正常造血细胞无杀伤功能。

目前公认对细胞毒性化疗耐药的 AML 细胞的关键特征是依赖线粒体氧化磷酸化。电子传递链抑制剂可通过抑制线粒体蛋白翻译选择性抑制耐药的 AML 细胞。其他抑制电子传递链功能的药物也可间接抑制线粒体氧化磷酸化，包括维奈托克与阿扎胞苷联用可通过破坏琥珀酸脱氢酶的谷胱甘肽化来抑制电子传递链复合物Ⅱ活性。

### 3. 靶向脂代谢的调节治疗

早在恶性肿瘤研究的初期，人们就发现胆固醇在肿瘤发展过程中扮演了重要的角色。胆固醇与肿瘤发生的关系基于以下 2 点：①胆固醇在体内合成的过程中能产生许多致癌物质；②胆固醇是体内多种激素合成的前体，而体内激素水平的变化通常与多种肿瘤的发生具有密切的联系。癌细胞对胆固醇的需求增加，通过靶向和阻断胆固醇摄取，细胞胆固醇可以通过具有高亲和力的高密度脂蛋白清道夫受体 B1 降低。在活化的 B 细胞 DLBCL 细胞系中，增强的 BCR 信号和由此产生的从头胆固醇合成可以显著抑制高密度脂蛋白样纳米颗粒降低细胞胆固醇水平的能力，并诱导细胞死亡。因此，活化的 B 细胞型 DLBCL 对高密度脂蛋白样纳米颗粒的敏感性明显低于生发中心 B 细胞型 DLBCL。而当同时靶向细胞胆固醇摄取和 BCR 相关的胆固醇合成治疗时，可使耐药的活化的 B 细胞 DLBCL 细胞系细胞摄取胆固醇减少，诱导肿瘤细胞凋亡。

脂肪酸合酶在淋巴瘤的发病机制中同样起关键作用。在 DLBCL 患者中可见脂肪酸合酶表达增加，并且与总生存期和无进展生存期缩短有关。此外，DLBCL 中的脂肪酸合酶过表达被认为是侵袭性临床病程和治疗耐药的独立预后因素。使用脂肪酸合酶特异性抑制剂 C75 进行的实验发现可诱导 DLBCL 细胞系中含半胱氨酸的天冬氨酸蛋白水解酶依赖的细胞凋亡。奥利司他是一种脂肪酸合酶的抑制剂，目前已获得美国食品药品监督管理局（FDA）批准，当体外实验用奥利司他杀伤 T 细胞淋巴瘤细胞系时，表现出细胞存活受抑和细胞凋亡比例升高。体内实验结果显示奥利司他诱导的肿瘤生长迟缓降低了肿瘤细胞存活率，提高了肿瘤细胞对顺铂敏感性，并且在荷瘤小鼠中观察到生存期的延长。

### 4. 靶向氨基酸代谢的调节治疗

肿瘤细胞利用各种代谢途径以满足增殖的能量和生物合成需求。除葡萄糖外，谷氨酰胺也是肿瘤细胞生长的重要体物质。谷氨酰胺可以为肿瘤细胞提供碳源、能源和抗氧化等多方面作用，许多肿瘤细胞具有“谷氨酰胺成瘾”特性，肿瘤细胞增殖和生长时需要摄取和代谢大量谷氨酰胺。因此，阻断肿瘤细胞谷氨酰胺供给和代谢会影响肿瘤大分子合成、ATP 产生和细胞氧化还原平衡，可明显抑制肿瘤细胞增殖和生长。临床前研究证实谷氨酰胺酶抑制剂不仅具有抗肿瘤活性，还可以明显增强耐药肿瘤细胞对靶向药物的敏感性。目前已处于临床前研究的 GLS 抑制剂 CB–839 是一种有效的、选择性和口服生物有效的谷氨酰胺酶两种剪接体抑制剂，是唯一进入临床试验阶段的 GLS 抑制剂。CB–839 不管是单药使用，还是联合用药，患者均有较好的反应。CB–839 可通过靶向谷氨酰胺代谢抑制谷氨酰胺摄入从而抑制线粒体有氧氧化，作为单一药物在蛋白酶体抑制剂耐药细胞中具有更大的细胞毒性。此外，CB–839 协同增强了多种蛋白酶体抑制剂的疗效，其中与卡非佐米联合为观察到的具有最显著协同作用的组合。

正常细胞有自身合成天冬酰胺的功能，而某些肿瘤细胞（如急性白血病细胞等）无此功能，需依赖宿主供给。L– 天冬酰胺酶可水解血清天冬酰胺为天冬氨酸，使肿瘤细胞缺乏 L– 天冬酰胺，影响蛋白质合成，肿瘤细胞生长受到抑制，最后导致死亡，而正常细胞由于自身有合成能力并不会受到影响。临床上 L– 天冬酰胺酶主要用于白血病及少数 T 细胞型淋巴瘤的治疗。其优点是对于常用药物治疗后复发的病例也有效，缺点是单独应用不仅缓解期短，而且很容易产生耐药性，故目前大多与其他药物联合应用，如急性淋巴白血病的治疗 VDLP 化疗方案中 L– 天冬酰胺酶与长春新碱、柔红霉素及强的松联用。

一碳单位代谢涉及丝氨酸、甘氨酸、组氨酸、色氨酸及叶酸的代谢，并参与核苷酸合成、甲基化修饰、抗氧化等过程，这些与肿瘤细胞生存、生长和增殖等密切相关。因此，靶向一碳单位代谢是抗肿瘤药物研发的重要热门靶点。自从首例抗叶酸药物氨甲蝶呤实现对恶性血液病的有效缓解以来，已有多个针对一碳单位代谢酶的药物获批上市。

### 5. 靶向核苷酸代谢的调节治疗

化学治疗核苷、核苷酸和碱基类似物的产物可称为“核苷类似物”，是抗代谢产物。它们是天然核苷、核苷酸和碱基的化学修饰类似物，是参与许多重要细胞过程的内源性代谢产物，如 DNA 和 RNA 合成，以及嘌呤等的信号转导。几十年来，核苷类似物一直是抗癌化疗的基石。目前，核苷类似物在血液肿瘤化疗药物库中的地位无可撼动。

早在 20 世纪 50 年代，Elison 团队发现次黄嘌呤和鸟嘌呤在 6 位被硫取代后，会导致嘌呤合成抑制，进而降低了酪乳杆菌的生长。随后，6– 巯基嘌呤（6–MP1）和 6– 硫鸟嘌呤（6–TG）均被证明有很强的抗肿瘤活性。其中，6–MP1 迅速进入临床试验，1953 年，它获得了 FDA 批准，用于治疗儿童急性淋巴细胞白血病。目前 6–TG 用于治疗急性髓系白血病，6–MP1 可与其他化疗药物联用，治疗急性淋巴细胞白血病。

脱氧嘌呤类似物氯法拉滨被 FDA 批准用于治疗复发 / 难治性小儿急性淋巴细胞白血病，是一种第二代嘌呤核苷类似物。目前，该药已用于治疗非霍奇金淋巴瘤、骨髓增生异常综合征和实体瘤。目前，氯法拉滨与其他药物的联合治疗正在十几个临床试验中进行，包括慢性淋巴细胞性白血病、急性髓系白血病、骨髓增生异常综合征和混合型急性白血病，与其联用的核苷类似物包括阿糖胞苷、吉西他滨，以及其他化疗药物，如依托泊苷和米托蒽醌等。

阿拉伯糖嘌呤类似物奈拉滨于 2005 年被 FDA 批准用于治疗复发性 T 细胞急性淋巴细胞白血病及复发性 T 细胞淋巴母细胞瘤。与之类似的氟达拉滨同为最初来源于阿拉伯呋喃糖腺嘌呤，因其可被腺苷脱氨酶快速降解，其抗癌作用有限，为了避免腺苷脱氨酶介导的失活，研究者们在阿拉伯呋喃糖腺嘌呤的嘌呤碱基 2 位加氟，成为氟达拉滨。然而，这种药物的溶解性有限，难以配制。因此，临床试验中又开发了氟达拉滨 –5′ – 单磷酸和磷酸氟达拉滨，并于 1991 年获得 FDA 批准，用于治疗慢性淋巴细胞白血病和毛细胞白血病。氟达拉滨 –5′ – 单磷酸、环磷酰胺联合利妥昔单抗通常被认为是年轻的慢性淋巴细胞白血病患者的标准治疗方法。

氮杂核苷类嘧啶类似物地西他滨和氮杂胞苷最初被发现可抑制 DNA 甲基化后逐步发展为表观遗传学药物，经多年临床研究及剂量优化，阿扎胞苷和地西他滨分别于 2004 和 2006 年获得 FDA 批准用于骨髓增生异常综合征的治疗。

阿糖胞苷是由阿拉伯糖和胞嘧啶形成的糖苷类化合物，阿糖胞苷进入人体后，经激酶磷酸化转化为阿糖胞苷三磷酸和阿糖胞苷二磷酸，前者能强有力地抑制 DNA 聚合酶的合成，后者能抑制胞苷二磷酸转变为脱氧胞苷二磷酸，从而抑制细胞 DNA 聚合及合成。阿糖胞苷于 1969 年被 FDA 批准用于治疗急性髓系白血病（急性早幼粒细胞白血病除外）。对恶性淋巴瘤、肺癌、消化道癌、头颈部癌有一定疗效。它通常与蒽环类抗肿瘤药物（如柔红霉素、伊达比星或米托蒽醌等）联合使用。

（李春蕊）

# 第五章　粒细胞缺乏伴发热

粒细胞缺乏指外周血中性粒细胞绝对计数（absolute neutrophil count，ANC）< $0.5 \times 10^9$/L 或预计 48h 后 ANC < $0.5 \times 10^9$/L。重度粒细胞缺乏指 ANC < $0.1 \times 10^9$/L。发热指单次口腔温度≥ 38.3℃（腋温≥ 38.0℃）。粒细胞缺乏伴发热（febrile neutropenia，FN）因可引起患者免疫力低下、感染病灶不明确、临床症状和体征不明显，感染相关死亡率高，是血液病的急危重症之一。因此，需要正确评估粒细胞缺乏伴发热患者的风险，早期识别并合理治疗，以降低粒细胞缺乏伴发热的发生率和死亡率。

## 一、流行病学与发病机制

约超过 80% 的血液肿瘤患者和 10% ～ 50% 的实体瘤患者在化疗后会发生粒细胞缺乏伴发热，有 85% ～ 95% 的急性白血病 / 骨髓增生异常综合征患者出现过粒细胞缺乏伴发热，非霍奇金淋巴瘤 / 多发性骨髓瘤患者出现粒细胞缺乏伴发热的发生率为 26%（95%CI:19.0 ～ 34.5），霍奇金淋巴瘤患者出现粒细胞缺乏伴发热的发生率相对较低，约为 15%（95%CI:6.6 ～ 24.0）。促使粒细胞缺乏伴发热的发病机制主要包括以下两点。

（1）与恶性肿瘤本身有关的宿主防御下降。如多发性骨髓瘤抗体生成异常会增加脓毒症风险，淋巴瘤相关的 T 细胞功能缺陷会导致细胞内病原体感染的风险升高。

（2）抗肿瘤治疗对宿主黏膜屏障和免疫系统的直接影响。整个消化系统都可发生与放疗、化疗有关的黏膜炎，大部分发热是由胃肠道内源性菌群的血流播散引起的。抗肿瘤治疗本身亦会对患者的免疫系统造成相应的影响，如急性淋巴细胞白血病患者使用大剂量糖皮质激素从而增加耶氏肺孢子菌肺炎的风险；靶向药物的使用，如 BTK 抑制剂可增加侵袭性真菌病的发生。

## 二、检查评估

非中性粒细胞减少患者常有感染的典型症状、体征或实验室检查异常结果，而粒细胞缺乏患者由于缺乏炎症反应，可能症状和体征都不明确，有相当一部分患者无法明确感染部位，发热可能是感染唯一的征象。因此，进行有效评估，尽早识别粒细胞缺乏伴发热的患者对避免感染进展非常重要。

### 1. 病史采集

获得完整的病史对疾病的诊断、风险评估和治疗非常重要。需要详细了解患者的起病经过、既往感染和定植情况、既往药物使用、既往基础疾病病史（如糖尿病、慢性呼吸系统疾病、风湿性疾病、炎症性肠病等）、容易发生感染性并发症的诱因（如长期卧床、深静脉置管或人工心脏瓣膜等异物、营养不良等），此外还需要明确是否可能存在发热的非感染性因素，如输血、原发病未控制、药物性发热等。

### 2. 体格检查

全面的体格检查有助于发现感染病灶。应重点检查容易发生感染的部位，包括皮肤、深静脉导管插管部位、牙龈表面、鼻窦、肺部、腹部及肛周区域。以下是体格检查的重点要素。

（1）肺部：肺部是粒细胞缺乏伴发热患者常见的感染部位，检查时需要注意是否存在缺氧、呼吸过速及啰音等肺部体征。

（2）腹部：由于放疗、化疗的影响，全消化道均可能发生黏膜屏障的破坏，因此应进行腹部检查以评估是否存在腹膜刺激征和（或）腹部压痛。

（3）皮肤和黏膜：在体检时应观察有无红斑、皮疹、溃疡、水疱、蜂窝织炎、肛裂等体征。如坏疽性深脓疱可见于铜绿假单胞菌或金黄色葡萄球菌感染，鼻部溃疡伴黑痂常见于侵袭性真菌感染。

（4）肛周检查：应避免测定直肠温度和直肠指检，触诊疼痛、压痛性痔疮是常见的感染体征。

（5）深静脉导管部位：应仔细检查插管部位是否有压痛、渗液、红肿，输注或者抽血困难可能提示感染性静脉血栓形成。

（6）其他部位：如发热伴有头痛，还需要进行精神状态的评估及颈项强直等神经系统检查。

### 3. 实验室检查

血常规、肝肾功能、电解质，以及 C 反应蛋白、降钙素原、血清乳酸等感染相关指标。

### 4. 微生物检查

（1）血培养：至少同时行两套血培养检查，每组血培养标本的量应为 20mL（体重＜40kg 的患者采血量可按比例减少），如果存在深静脉导管则其中一套血标本从导管腔采集。对于所有出现粒细胞缺乏伴发热的患者，在抽取血培养样本后、尚未完成其他检查时即可开始经验性抗菌药物的治疗，如若患者持续发热或者寒战，在启动经验性治疗的前 2d，每天可重复采集血培养样本。

（2）呼吸道标本：如果患者存在肺部体征或咳痰，应对痰液进行细菌、真菌及呼吸道病毒检测。由于粒细胞缺乏伴发热患者可能不会产生痰液，如患者胸部 X 线或 CT 提示有肺部感染且接受经验性抗菌药物治疗后病情仍在进展，需要考虑进行支气管镜等侵入性方法以获取微生物标本进行诊断。在呼吸道病毒流行期间，若患者出现流感样症状，应取鼻咽拭子进行呼吸道病毒检测。

（3）粪便检测：对于合并有腹泻的患者，需留取粪便进行常规培养；对于长期使用抗生素的患者，需考虑送检艰难梭菌；如患者有寄生虫疫区居住史或不洁饮食，还需要考虑进行寄生虫检测。

（4）尿液检测：如患者存在尿频、尿急、尿痛等症状或留置尿管，需将尿液进行细菌及真菌培养和药敏试验。

（5）皮肤：如出现皮损、水疱，可进行抽吸液的细菌、真菌、病毒检测。

（6）脑脊液：对于存在中枢神经系统体征的患者，在充分评估出血风险后需要进行脑脊液检查，包括脑脊液常规、生化、细菌培养及药敏试验。如为异基因造血干细胞移植患者，还应考虑巨细胞病毒、单纯疱疹病毒、人疱疹病毒6型及真菌感染的可能。

（7）其他微生物检查：对于合并有侵袭性真菌感染风险的人群，还应考虑检查血清中的真菌标志物，如曲霉菌半乳甘露聚糖抗原及β-D-葡聚糖测定。近年来病原宏基因组二代测序（mNGS）已在感染领域得到了广泛的应用，其优点在于阳性率高、受到抗菌药物干扰小且覆盖病原广，对于急、危、重、难的患者可考虑采用mNGS检测，但需要注意的是，病理、无菌标本培养仍然是感染诊断的金标准。

### 5. 影像学评估

根据前期病史询问和体格检查，对怀疑感染部位进行影像学评估有助于明确感染性质，如X线、B超、CT、MRI等。要综合判断患者外出检查的风险并选择合适的检测手段。

## 三、严重并发症的风险评估

在进行中性粒细胞缺乏伴发热的检查评估的同时，还应评估粒细胞缺乏伴发热患者发生严重并发症的风险，以综合指导治疗方案的制订，包括是否需要住院、静脉给予抗生素等。常用于评估并发症风险的评分系统包括国际癌症支持治疗协会（Multinational Association of Supportive Care in Cancer，MASCC）评分系统，以及稳定型发热性中性粒细胞减少临床指数评分系统。根据我国制定的《中国中性粒细胞缺乏伴发热患者抗菌药物临床应用指南（2020年版）》，粒细胞缺乏伴发热患者分为低危和高危两类。

### 1. 低危患者

预计中性粒细胞缺乏（$< 0.5 \times 10^9/L$）持续时间≤7d，无活动性并发症，无明显肝肾功能损害。

### 2. 高危患者（符合下列任意1项）

（1）预计严重中性粒细胞缺乏（$< 0.1 \times 10^9/L$）持续大于7d。

（2）有以下任意1种临床并发症（包括但不限于）：①血流动力学不稳定；②口腔或胃肠黏膜炎，吞咽困难；③胃肠道症状，如腹痛、腹泻、恶心或呕吐；④新发的神经系统改变或精神症状；⑤血管内导管感染；⑥新发的肺部浸润或低氧血症，或有潜在的慢性肺部疾病。

（3）肝功能不全（转氨酶水平>5倍正常上限）。

（4）肾功能不全（肌酐清除率<30mL/min）。

（5）合并免疫功能缺陷疾病。

（6）接受分子靶向药物或免疫调节药物治疗。

近年来，碳青霉烯类耐药肠杆菌科细菌（carbapenem-resistant enterobacteriaceae，CRE）发病率上升，且血液肿瘤患者是CRE感染的高危人群，分离出的CRE主要为大肠埃希菌，其次为肺炎克雷伯菌，一旦发生 CRE 的血流感染，30d 相关的病死率可高达 51%。因此，在粒细胞缺乏伴发热患者中还需要识别出 CRE 感染的高危人群，包括：① CRE 定植；②既往 CRE 定植；③既往使用碳青霉烯类、酶抑制剂复合制剂、喹诺酮类、氨基糖苷类和头孢类抗菌药物；④老年患者；⑤入住 ICU；⑥长期住院；⑦中性粒细胞缺乏时间超过 7d；⑧接受异基因造血干细胞移植等。

## 四、导致粒细胞缺乏伴发热的病原菌

20% ～ 30% 的粒细胞缺乏伴发热患者可识别出感染源，其中约 80% 的感染可能都是由内源性菌群引起的。在 20 世纪 80 年代以前，革兰阴性菌是粒细胞缺乏伴发热患者中最常见的病原菌，此后由于长期留置中心静脉导管，使用覆盖革兰阴性菌的经验性抗微生物方案来治疗粒细胞缺乏伴发热以及预防性使用主要针对革兰阴性病原菌的药物等，革兰阳性球菌的感染率逐年增加。

真菌感染在粒细胞缺乏伴发热高危患者中很常见，但在低危患者中并不常见，以下因素（表 5-1）会增加侵袭性真菌感染的风险，侵袭性真菌感染大多是由念珠菌和曲霉菌引起的，但近年来我国血液病患者合并毛霉病的病例数量日渐增多，不容忽视。大部分侵袭性真菌感染在首次发热后发生，可引发持续性或复发性中性粒细胞减少性发热，但仍有部分患者在发热初期即为真菌感染。

在粒细胞缺乏伴发热高危患者中需要警惕病毒感染，此外还需考虑流行病学危险因素及结核再激活等。

**表 5-1 血液病 / 恶性肿瘤侵袭性真菌感染风险因素**

| 因素 | 具体内容 |
|---|---|
| 疾病因素 | 1. 基础疾病 MDS/AML<br>2. 疾病初发、复发或未缓解 |
| 治疗相关因素 | 1. 接受异基因造血干细胞移植<br>2. 接受治疗后出现粒细胞缺乏<br>3. 重度粒细胞缺乏和粒细胞缺乏时间＞10d<br>4. 应用免疫抑制剂或移植后出现移植物抗宿主病<br>5. 接受小分子激酶抑制剂（如布鲁顿酪氨酸激酶）治疗等 |
| 患者合并症 | 1. 合并糖尿病、呼吸道基础疾病<br>2. 既往有真菌感染病史 |
| 环境因素 | 1. 未在全环境保护条件下接受化疗和（或）造血干细胞移植<br>2. 接受治疗医院附近存在建筑工地等 |

（1）常见致病菌。①革兰阴性菌：大肠杆菌、克雷伯氏菌、肠杆菌属、铜绿假单胞菌、柠檬酸杆菌属、不动杆菌属、嗜麦芽窄食单胞菌。②革兰阳性菌：凝固酶阴性葡萄球菌、金黄色葡萄球菌、肠球菌属、草绿色链球菌、肺炎链球菌、化脓性链球菌。③真菌：曲霉菌属、念珠菌属。④其他：艰难梭菌、厌氧菌、分枝杆菌。

（2）不常见致病菌。①革兰阴性菌：变形杆菌、嗜血杆菌属、沙雷氏菌、脑膜炎奈瑟菌、犬咬二氧化碳嗜纤维菌、军团菌、莫拉氏菌属。②革兰阳性菌：芽孢杆菌属、李斯特菌、口球菌属、杰氏棒杆菌。

（3）其他致病菌。①真菌：隐球菌属、荚膜组织胞浆菌、球孢子菌、毛霉目、耶氏肺孢子菌。②病毒：单纯疱疹病毒、带状疱疹病毒、巨细胞病毒、EB 病毒、人类疱疹病毒 6 型、肠道病毒、呼吸道合胞病毒、流感病毒、副流感病毒。③其他：巴贝虫属、疟原虫属、弓形虫属、粪类圆线虫、诺卡氏菌。

## 五、预防及治疗

### （一）预防

在粒细胞缺乏伴发热的高危患者中，氟喹诺酮类为基础的抗生素预防能够减少发热事情和侵袭性革兰阴性菌感染，如左氧氟沙星（500mg 或 750mg/ 次，每天 1 次，口服）或环丙沙星（500 ～ 750mg/ 次，每天 2 次，口服）。对于预防性治疗开始和停止的最佳时间尚无充分研究，可考虑在出现粒细胞缺乏时开始抗细菌预防性治疗，在中性粒细胞减少恢复时停止用药。由于药物相关的不良反应、易发生二重感染（如艰难梭菌）、可产生耐药菌株且对总体死亡率无改善，因此低危患者不推荐使用抗生素预防。在使用氟喹诺酮类药物进行预防治疗的机构中，应当对革兰阴性菌中的氟喹诺酮类耐药情况进行系统性监测。

对于具有侵袭性真菌病高危因素的患者，可考虑使用泊沙康唑、伏立康唑、伊曲康唑、氟康唑、米卡芬净、卡泊芬净等抗真菌药物进行预防。

此外，还推荐所有癌症治疗患者每年接种灭活流感疫苗预防流行性病毒感染。

### （二）治疗

经验性治疗是粒细胞缺乏伴发热患者的标准治疗环节，是指在出现粒细胞缺乏伴发热但尚未明确感染时开始治疗。及早识别粒细胞缺乏伴发热并及时开始经验性治疗，可有效避免感染进展及死亡。

#### 1. 开始抗微生物治疗的时机

凡是肿瘤患者出现中性粒细胞缺乏伴发热，就应在采集血培养样本后立即开始经验性广谱抗微生物治疗，无须等待其他检查完成。国际指南提倡所有出现粒细胞缺乏伴发热的患者都应在 60min 内开始经验性抗微生物治疗；部分研究者认为，应在就诊后 30min 内开始初始经验性抗微生物治疗。

#### 2. 治疗方案的制订

经验性治疗的目标是覆盖最有可能且毒力最强的病原体。初始方案的选择取决于病史、过敏史、体征、近期抗微生物药物使用情况和培养结果，以及院内病原体的易感性。低危患者的初始治疗可以在门诊或住院接受口服或静脉注射经验性抗菌药物，在门诊治疗的患者需要密切观察临床体征并复查相关实验室指标，如出现病情进展需尽快住院治疗。高危患者必须立即住院治疗，还需要根据耐药因素和临床表现进行个体化评估选择合适的初始治疗方案（图 5–1）。

对于存在CRE感染风险的患者，在初始抗菌药物选择时需覆盖假单胞菌和其他常见的革兰阴性菌，并需要根据 CRE 主动筛查、既往 CRE 感染时的微生物学检测结果及局部流行情况选择可覆盖 CRE 的抗菌药物。

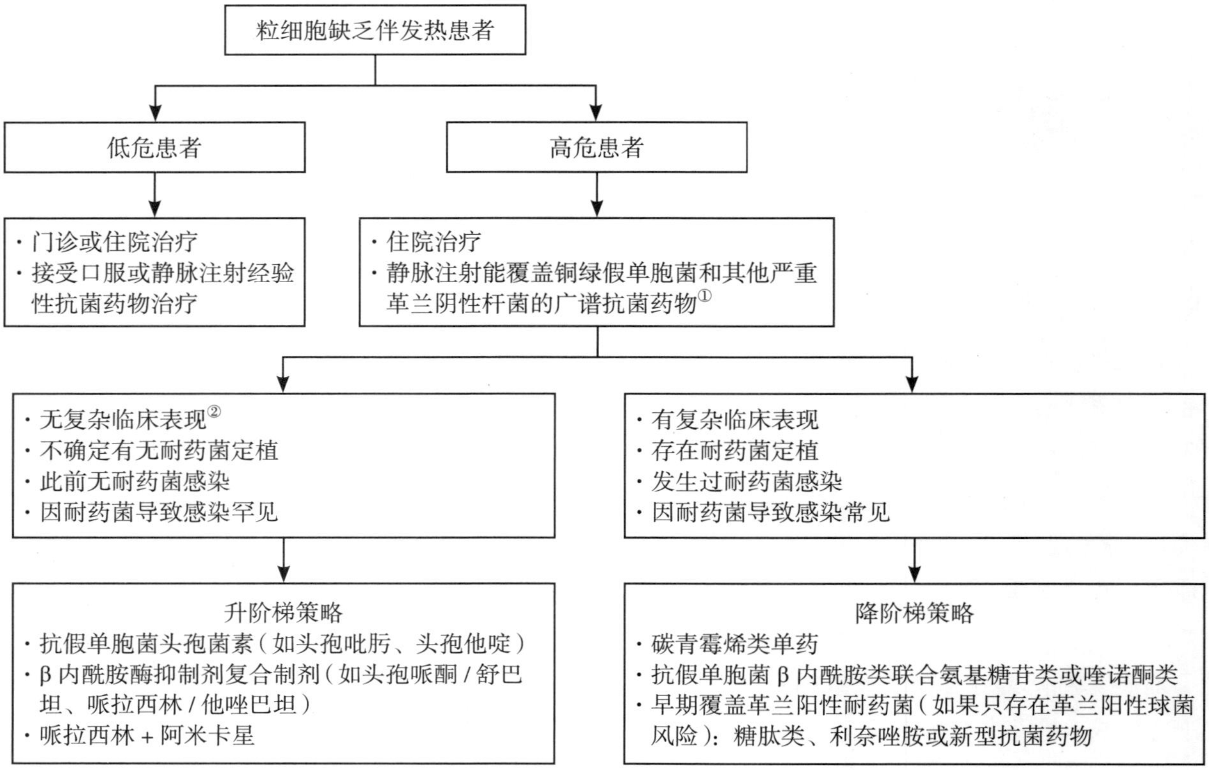


**图 5–1　粒细胞缺乏伴发热患者经验性治疗流程图**

注：①当存在以下情况时，初始经验用药中需要同时覆盖革兰阴性杆菌和革兰阳性球菌——血流动力学不稳定或其他严重血流感染证据；X 线检查确诊肺炎；在最终鉴定结果及药敏试验结果报告前血培养结果为革兰阳性球菌；临床疑有严重导管相关感染；MRSA/VRE/ 耐青霉素肺炎链球菌定植；任一部位的皮肤或软组织感染；严重黏膜炎且已接受氟喹诺酮类药物预防和头孢他啶经验性治疗。②复杂临床表现包括血流动力学不稳定、局灶性感染（如肺炎、肠炎、中心静脉导管相关感染）、长期和严重营养不良、并发症（出血、脱水、器官衰竭、慢性病）、年龄 > 60 岁。

### 3. 治疗方案的调整

对于采用经验性治疗的粒细胞缺乏伴发热患者，需根据以下原则进行方案的调整。

（1）初始治疗方案应根据临床和微生物学检查结果进行调整。

（2）其他方面稳定的患者出现不明原因的持续性发热，一般不需要对初始抗菌治疗方案进行经验性调整。

（3）对于已证实的感染，应根据感染部位和所分离微生物的药敏试验结果选择适当的抗生素进行治疗。

（4）对于一开始使用抗革兰阳性球菌药物的患者，若治疗 2 ～ 3d 后未发现革兰阳性球菌感染的证据，可考虑停用。

（5）出现血流动力学不稳定的患者，应拓宽其治疗方案，覆盖耐药性革兰阴性菌、革兰阳性菌、厌氧菌及真菌。

（6）高危患者使用广谱抗菌治疗方案 4 ～ 7d 后仍持续不明原因发热，应考虑经验性抗真菌治疗。

（7）腹泻患者如出现腹部体征，可在检测结果返回前开始抗艰难梭菌经验性治疗。

（8）难治性的口腔溃疡可能由单纯疱疹病毒或假丝酵母菌所致，需考虑加用抗病毒和（或）抗真菌治疗。

抗菌药物的药代动力学和药效学特性可指导临床抗菌药物的合理应用，在选择抗菌药物时除了考虑药物的抗菌谱，还需要结合感染部位根据抗菌药物的药代动力学和药效学特性合理选择抗菌药物。

### 4. 治疗疗程

微生物证实及临床证实的感染应根据感染的微生物和感染部位来决定治疗疗程（如大肠埃希菌菌血症的标准疗程为 14d）；抗生素治疗应至少持续到 ANC $\geq 0.5 \times 10^9$/L，若临床需要也可持续使用更长时间。

对于不明原因发热的粒细胞缺乏伴发热患者抗菌药物经验性治疗后若 ANC $\geq 0.5 \times 10^9$/L、稳定退热 48h，可考虑停用抗菌药物；若 ANC 持续$< 0.5 \times 10^9$/L，抗菌药物可用至退热 7d 后停药。也有研究指出，经验性治疗后退热 72h，血流动力学稳定、感染的症状和体征消失，尽管 ANC $< 0.5 \times 10^9$/L 也可在密切观察的情况下停用抗菌药物，如再次出现发热则尽早加用抗菌药物。

### 5. 其他

导管相关性血流感染在粒细胞缺乏伴发热患者中较为常见，应同时从导管和外周血抽取血培养标本，导管血的阳性培养结果先于外周血培养阳性结果至少 120min，提示导管相关性血流感染可能性较大。出现以下情况时，强烈建议立即拔除导管。

（1）持续的血流动力学不稳定或严重浓度血症。

（2）转移性感染灶形成。

（3）穿刺部位感染。

（4）存在难以清除的病原菌，如金黄色葡萄球菌、铜绿假单胞菌、真菌或分枝杆菌。对于暂时保留导管的患者（如非复杂性导管相关性血流感染且排除难以清除的病原菌、没有其他可以供导管植入的部位等）可以考虑延长抗菌药物的使用时间，但需要密切关注保留导管情况下治疗失败的可能。

（王娜）

# 第六章　细胞治疗并发症

## 第一节　细胞因子释放综合征

细胞因子释放综合征（cytokine release syndrome，CRS）是以发热和多器官功能障碍为特征的急性全身性炎症综合征，与 CAR-T 细胞治疗、治疗性抗体和单倍体相合异基因移植有关。CRS 可发生于接受各种类型免疫治疗或单倍体相合异基因造血干细胞移植（hematopoietic stem cell transplantation，HSCT）的患者中。CRS 的发病率因诱发该病的治疗方式不同、基础恶性肿瘤不同而存在差异。

### 一、病因与发病机制

1. 病因

CRS 主要发生在因 B 细胞复发 / 难治性急性淋巴细胞白血病 / 淋巴瘤（ALL/LBL）、非霍奇金淋巴瘤（non-Hodgkin lymphoma，NHL）、慢性淋巴细胞白血病（CLL）和多发性骨髓瘤（multiple myeloma，MM）而接受靶细胞治疗后。双特异性抗体免疫治疗和实体肿瘤治疗后较少发生 CRS。与病毒感染或非蛋白类药物（如奥沙利铂和来那度胺）治疗相关的 CRS 样综合征实质上应称为细胞因子风暴，而不是 CRS。可导致 CRS 的治疗、操作和疾病包括以下几种。

（1）CAR-T 细胞治疗。在 ALL/LBL 接受 CAR-T 细胞治疗的患者中，几乎都出现了一定程度的 CRS，其中 25% ～ 50% 的患者出现了严重的 CRS。在接受 CAR-T 细胞治疗的 NHL、CLL、MM 患者中，CRS 的发病率较低。

（2）双特异性抗体治疗。因贝林妥欧单抗治疗引发的 CRS 一般仅见于第一次治疗后。一项研究纳入了 189 例接受贝林妥欧单抗治疗的复发 / 难治性 ALL/LBL 患者，其中 2% 的患者发生了严重的 CRS。

（3）单倍体相合 HSCT。在 75 例采用非体外去除 T 细胞外周血移植物进行单倍体相合 HSCT 的患者中，严重和程度较轻的 CRS 发生率分别为 12% 和 75%。

（4）其他免疫治疗。有报道显示，抗胸腺细胞球蛋白和传统单克隆抗体（如利妥昔单抗、奥比曲妥珠单抗、维布妥昔单抗、纳武利尤单抗等）治疗后偶尔也可发生 CRS。

（5）严重感染。严重病毒感染时可出现 CRS 样综合征。

### 2. 发病机制

CRS 是由免疫治疗激活或衔接 T 细胞和（或）其他免疫效应细胞而引起的反应。这种全身性反应与炎症细胞因子水平增加及 T 淋巴细胞、巨噬细胞和内皮细胞的活化相关。细胞因子在 CRS 的病理生理和临床表现中发挥了重要作用。在 T 细胞结合免疫治疗中，激活的 T 细胞或肿瘤细胞释放的 IFN-γ 可诱发 CRS。IFN-γ 激活巨噬细胞，后者会产生过量的 IL-6、TNF-α 和 IL-10。IL-6 与可溶形式的 IL-6 受体（IL-6R）结合，然后 IL-6/IL-6R 复合物与 gp130 结合，并激活通常不表达膜结合 IL-6R 的细胞。IL-1、IL-5、IL-8、IL-10 和粒巨细胞集落刺激因子在 CRS 中也一致地升高，并可能参与了 CRS 的病理生理过程。

细胞因子可能与 CRS 的许多临床表现有关。例如，IL-6 与血管渗漏、补体和凝血级联反应激活、DIC 和心肌病相关；IFN-γ 与发热、寒战、头痛、头晕和乏力相关；TNF-α 可引起流感样症状，如发热、水样泻、血管渗漏、心肌病、肺损伤和急性期蛋白产生。IL-6R 拮抗剂托珠单抗阻断 IL-6 信号通路后病情通常可迅速缓解，这提示 IL-6 在 CRS 的病理生理中起到了最核心的作用。多种细胞类型可促发 CRS，T 细胞活化是 CRS 的一个重要组成部分，单核细胞 / 巨噬细胞可放大并扩增了细胞因子及炎症反应，内皮细胞参与了毛细血管渗漏、高血压和凝血功能障碍。

有研究发现，CRS 的严重程度与接受 CAR-T 细胞治疗的 ALL/LBL 患者的疾病负担相关。CAR-T 细胞治疗的剂量也可能影响 CRS 的严重程度，但在目前使用的剂量范围内没有发现存在明确的剂量 - 毒性关系，这可能是因为输注剂量并不能准确预测 CAR-T 淋巴细胞最终的扩增数量和持续时间。其他影响因素包括 CAR 的分子设计（如使用 CD28 或 4-1BB 作为共刺激域）、细胞输注前淋巴细胞清除的方式和强度，以及 T 细胞活化的程度和细胞产物的整体状态等。

CRS 的病理生理学过程可分为 5 个主要阶段。第 1 阶段：CAR-T 细胞输注到患者体内后转移到肿瘤部位，识别表达抗原的靶细胞。第 2 阶段：肿瘤部位 CAR-T 细胞增殖、活化，肿瘤微环境的细胞组分可原位生成细胞因子，激活内源性免疫细胞，直接和间接杀死肿瘤细胞并发生 CRS。第 3 阶段：外周血中的细胞因子升高及 CAR-T 细胞群扩增，与全身炎症反应相关，可导致多个组织和器官的内皮损伤和血管渗漏及其相关效应，包括缺氧、低血压和（或）器官损伤。第 4 阶段：细胞因子扩散和 CAR-T 细胞移行，内源性 T 细胞和外周活化单核细胞进入脑脊液和中枢神经系统，包括血脑屏障破坏。第 5 阶段：活化诱导的 T 细胞死亡及肿瘤根除导致血清细胞因子降低和全身炎症反应减少，CRS 和（或）ICANS 症状结束，并可能持续存在长期记忆 CAR-T 细胞。

## 二、诊断及鉴别诊断

### 1. 临床表现

典型的 CRS 临床表现包括发热、乏力、厌食及腹泻等全身症状和心血管、呼吸系统、肝、肾、胃肠道、血液和神经系统等局部脏器毒性症状（表 6–1）。实验室可检测到患者血清 IL–6、IL–2、IL–10、IL–8、IFN–γ、IL–1β、TNF–α 和 GM–CSF 等多种细胞因子浓度的增高，其中以 IL–6、IL–10 和 IFN–γ 的增高最为显著。此外，还可检测到类似噬血细胞淋巴细胞增多症（HLH）/ 巨噬细胞活化综合征（MAS）的异常指标：血清铁蛋白、转氨酶、LDH 和甘油三酯水平的增高及低纤维蛋白原血症等。

表 6–1　细胞因子释放综合征临床症状

| 器官 / 系统 | 临床症状 |
|---|---|
| 一般表现 | 发热、寒战、疲劳、乏力、头痛、关节痛、厌食等 |
| 心血管 | 心动过速、低血压、心律失常、心脏射血分数降低、心搏骤停等 |
| 呼吸系统 | 肺水肿、低氧血症、呼吸困难、肺炎等 |
| 肾脏 | 氮质血症、少尿、无尿等 |
| 肝脏及胃肠道 | 转氨酶升高、高胆红素、恶心、呕吐、腹痛、腹泻、结肠炎等 |
| 血液系统 | 血细胞减少、PT 延长、APTT 延长、D– 二聚体增加、低纤维蛋白原血症等 |
| 骨骼肌肉 | 肌酸激酶升高、肌无力、肌痛等 |
| 中枢神经系统 | 头痛、意识障碍、表达性失语、幻觉、抽搐、昏迷等 |

在 CAR–T 细胞输注后 3 周内，若出现下列症状之一则应考虑可能发生 CRS：①体温≥ 38 ℃；②低血压（收缩压＜ 90 mmHg）；③低氧血症（动脉氧饱和度＜ 90%）；④脏器毒性反应。

由于这些症状也可在其他常见并发症如 TLS 和败血症等出现，因此必须注意鉴别。TLS 发生过程中细胞因子的释放虽然也可导致炎症、低血压及急性肾损伤，但 TLS 中常发生的一些代谢异常如高尿酸、高钾、高磷及低钙血症在 CRS 早期并不多见，因此，在 CAR–T 细胞输注后监测血电解质、尿酸及尿量变化有助于诊断 TLS。败血症的临床表现可酷似 CRS，如发热、低血压、心动过速、肝功能异常和细胞因子增高等，而且患者发生感染的时间通常在 CAR–T 细胞输注后第 6 天左右，因而与 CRS 很难鉴别。微生物学的培养及抗体检测则有助于诊断微生物感染，另外，尽管大多数重症感染患者的血清 IL–6 和 IL–10 水平增高非常明显，而 IFN–γ 的增高却不常见，在这一点上与 CRS 也有所不同，可用于两者之间的鉴别。

关于 CAR–T 细胞治疗相关 CRS 的分级，目前临床上主要是对免疫治疗所致 CRS 相关不良事件评估标准（NCI CTCAE 4.0）加以修正，以适用于 T 细胞治疗所致 CRS 的评估标准进行评定，详见表 6–2。

表 6–2　细胞因子释放综合征分级标准

| 分级 | 标准 |
|---|---|
| 1 级 | 无危及生命的症状，只需对症治疗，如治疗发热、恶心、疲劳、头痛、肌痛等不适 |
| 2 级 | 症状需要适度干预并缓解：需氧量＜ 40% 或低血压（仅需补液或 1 种低剂量升压药物）或 2 级器官毒性 |
| 3 级 | 症状需要积极干预才能缓解：需氧量≥ 40% 或低血压（需大剂量或多种升压药物）或 3 级器官毒性或 4 级转氨酶升高 |
| 4 级 | 危及生命的症状：需要机械通气或 4 级器官毒性（不包括转氨酶升高） |
| 5 级 | 死亡 |

## 2. 鉴别诊断

CRS 表现为初始发热和一系列非特异性临床表现，而这些表现也可由感染 / 脓毒症、肿瘤进展、心力衰竭、肺血栓栓塞、过敏反应、HLH/MAS 或其他病变引起。这些疾病与 CRS 的病因、动力学及临床和实验室特征不同，可有助于鉴别诊断，但它们也可能与 CRS 同时存在。

（1）感染 / 脓毒症。感染 / 脓毒症可表现为发热、低血压、呼吸窘迫和（或）影像学显示肺部阴影，根据常规初步实验室检查和胸部 X 线检查并不能明确地区分感染 / 脓毒症与 CRS。感染 / 脓毒症评估应包括外周血培养和基于临床表现选择的其他检查，如痰液染色和培养，鼻拭子行病毒 PCR，其他血清和尿液的细菌、真菌和病毒感染检测和（或）其他特殊检查。在尚未得到实验室检测结果前通常需要开始经验性抗生素治疗。

（2）肿瘤进展。基础恶性肿瘤进展可能导致肿瘤相关的发热和其他类似 CRS 的临床、代谢和影像学异常。TLS 是肿瘤科急症，伴有代谢紊乱（如钾、磷酸盐、尿酸的释放）和肾脏功能障碍，可由肿瘤快速生长或淋巴细胞清除性治疗引起。CAR-T 细胞治疗或治疗性抗体也可以引起 TLS。血细胞计数、骨髓检查或肿瘤体积的进行性改变可证实肿瘤进展。

（3）心力衰竭。心力衰竭可由 CRS 的全身性炎症综合征导致，也可由其他疾病（如蒽环类药物相关心肌病、缺血性心脏病、心肌炎、心包积液）引起。通过临床评估、BNP 测量、超声心动图和（或）CT 检查，可区分由左心室功能不全、心包积液或心律失常引起的心力衰竭与其他 CRS 表现。

（4）肺血栓栓塞。肺栓塞（pulmonary embolism，PE）/ 深静脉血栓（deep vein thrombosis，DVT）的临床特征可能与 CRS 相似，如呼吸困难、缺氧、低血压、外周水肿、腿部肿胀或咯血。如果有下肢或中心静脉导管 DVT 的证据，或是低氧血症与 X 线影像中的阴影范围不相符，则应考虑到 PE 的可能性。

（5）过敏反应。过敏反应可引起发热、皮疹、毛细血管渗漏和呼吸困难。

（6）HLH/MAS。HLH 和 MAS 与 CRS 有许多共同的临床和实验室特征。CRS 和 HLH/MAS 中都存在巨噬细胞和网状内皮系统活化。大多数中度至重度 CRS 患者的实验室特征也符合 HLH/MAS 的标准，不过 CRS 患者不一定有肝大、脾大、淋巴结肿大或噬血现象的证据。

## 三、治疗

CAR-T 细胞治疗相关 CRS 的临床表现往往错综复杂、变化多端、进展迅速，因此密切监测患者的病情变化和及时做出处理尤为重要，一旦出现 CRS 征兆，应尽早使用 IL-6 受体拮抗剂或联用激素以减轻 CRS 对脏器功能的损伤，减少不良事件的发生。

### 1. 一般处理

CRS 毒性症状常在细胞输注后 1 周内出现，在细胞输注后 1 ～ 2 周达到最高峰。在此期间，CRS 的监测包括常规心电监护（每隔 2 ～ 4h 记录生命体征），每天检测血常规及血细胞计数、出凝血常规、CRP、铁蛋白浓度和生化等。若条件允许，每隔 2 d 检测包括 IL-6、IL-10 及 IFN-γ 等血清细胞因子浓度和流式细胞术检测外周血 $CD19^+$ B 细胞和 $CD3^+$ T 细胞的比例变化。对具有发生 CRS 高危因素（基线期高肿瘤负荷、血小板减少及 CAR-T 细胞输注后 3 d 内发热）的患者须加强监护，必要时可每天检测 2 次血细胞计数、生化及出凝血常规等。密切监测患者液体出入量和体重变化，补充液体以静脉补液为主，建议使用带有 2 腔或 3 腔导管的中心静脉通路。每天根据 CARTOX-10 评分评估患者神经系统功能 2 ～ 3 次。高热患者可服用非甾体类解热镇痛药，首选对乙酰氨基酚片，并使用冰袋、冰帽及冰毯等辅助降温。因糖皮质激素可能会抑制 CAR–T 细胞功能，发热时尽量避免使用此类药物，但若在使用各种退热措施后仍高热持续不退，应警惕发生 CRS 可能，需进一步加强观察患者生命体征变化及监测各脏器功能，对有发生 CRS 高危因素的患者应尽早使用 IL–6 拮抗剂或激素。

### 2. 常见脏器毒性反应的处理

（1）低血压：补充液体容量应因人而异，对每例患者均须充分评估毛细血管渗透及肺水肿风险，从而权衡液体容量复苏的利弊，并注意保持患者 24h 出入量平衡。在快速补充 500 ～ 1000mL 的 0.9% 生理盐水后收缩压若仍低于 90mmHg，可考虑使用低剂量的血管活性加压药物治疗，去甲肾上腺素常为首选药物。对于血流动力学不稳定及需要使用血管活性加压药物治疗的低血压患者，须进行血肌钙蛋白、脑钠肽浓度测定和心电图检查；若低血压持续或出现反复，建议进行心脏彩超检查排除左心室功能不全。

（2）急性肾功能衰竭：输注 CAR–T 细胞后可发生急性肾损伤，这一损伤往往是可逆的。肾脏血流灌注减少常常是导致肾损伤的最常见原因，血管舒张因子的产生、心排血量下降及高热消耗引起的非显性失水等因素均可引起肾血流量减少，从而造成急性肾损伤。TLS 的发生及某些药物的使用等也是造成急性损伤的可能原因。CAR–T 细胞输注后需每天监测 24h 出入量，定期监测肾功能，根据患者的肾小球滤过率及时调整抗生素等药物的用量以避免进一步损害肾功能，尿量减少时可酌情使用利尿剂，患者若出现尿量进行性减少或者肾功能衰竭，可行血液透析。

（3）肝功能不全：在 CRS 发生时实验室可检测到患者血清转氨酶、胆红素水平的升高及低蛋白血症，因此应避免使用可能加重肝功能损伤的药物或调整使用剂量。由于在临床观察到的肝功能不全主要以胆汁淤积型肝损伤为主，因而使用丁二磺酸腺苷蛋氨酸或熊去氧胆酸等保肝药物治疗。

（4）凝血异常：40% ～ 80% 的患者可出现 PT 延长、APTT 延长、D– 二聚体增加、低纤维蛋白原血症等凝血功能紊乱，这与合并存在肝功能异常、低蛋白血症有一定关系，可输注新鲜冰冻血浆及补充白蛋白；当纤维蛋白原＜ 1.0g/L 时，可输注冷沉淀以补充纤维蛋白原。若低纤维蛋白原血症难以纠正，或进行性恶化，需警惕是否存在 HLH/MAS 可能，可通过检测铁蛋白浓度（铁蛋白峰值＞ 10000ng/mL 则高度怀疑 HLH/MAS 可能）或骨髓细胞涂片观察是否有噬血现象等来判断。

### 3. 药物治疗

对 CRS 3 ～ 4 级或满足 CRS 标准的患者应密切监测患者生命体征及意识变化，由于发生 CRS 的患者往往呈多脏器中重度功能障碍，而且病情进展非常迅速。因而，临床医师在对 CRS 治疗过程中需每天多次完整评估和综合考虑患者各脏器的功能状态，及时用药。托珠单抗和激素是最重要的两类药物。

（1）托珠单抗：托珠单抗作为一种重组人源化抗人 IL–6 受体单克隆抗体，常用于治疗风湿免疫类疾病。由于其在 CAR–T 细胞治疗的临床试验中可有效减轻或消除 CRS 毒性症状，FDA 现已批准其应用于治疗 CAR–T 细胞输注后出现的 CRS 反应。由于托珠单抗的使用对 CAR–T 细胞体内扩增及长期疗效无明显影响，因此建议发生 3 级 CRS 或发生 2 级 CRS 的老年患者或合并其他疾病患者，应尽早使用托珠单抗，该措施最终目的是避免发生危及生命的 4 ～ 5 级 CRS。托珠单抗起始剂量通常为 8mg/kg，输注时间为 1h，最大剂量不超过 800mg。若初次使用托珠单抗后未能改善 CRS 引起的临床症状，需排除其他引起临床症状恶化的原因（如 TLS、败血症、肾上腺功能不全等）。在有效提供血流动力学及呼吸支持以外，可第二次使用托珠单抗或其他免疫抑制剂治疗。

（2）糖皮质激素及其他免疫抑制剂：糖皮质激素能全面抑制免疫反应，但由于激素的使用可能会影响 CAR-T 细胞的功能及体内的有效存续，因此，目前糖皮质激素仅用于托珠单抗无法改善的 CRS。除糖皮质激素外，必要时可使用司妥昔单抗或依那西普等免疫抑制剂。如果 CRS 仍无好转，可考虑抗 T 细胞治疗，如环磷酰胺、抗胸腺细胞球蛋白或阿仑单抗等。

### 4. 治疗原则

根据病因不同，用于评估 CRS 严重程度的分级系统也有所不同。

严重 CRS 的治疗取决于所使用的免疫治疗类型。严重 CRS 患者可能需要在重症监护室接受治疗，或是在其他可以同时积极处理低血压、给予供氧、心电遥测、感染控制和其他情况的环境下治疗。

控制 CRS 的同时不消除免疫治疗的益处：治疗目标是防止 CRS 造成危及生命的毒性反应，同时又能维持免疫治疗的抗肿瘤作用。

并发症：CRS 可与其他严重病变同时出现，应尽早诊断出 CRS 及其并发症，这对及时实施特异性的挽救性治疗非常重要。

轻度 CRS：轻度 CRS 一般是指发热且伴或不伴相关轻度表现，其界定标准取决于具体的致病药物及用于 CRS 毒性反应评分的分级系统。无论轻度 CRS 的基础病因为何，都建议采用抗组胺药、退热药、静脉补液进行对症治疗，并进行密切监测。对于轻度 CRS 患者，相比大剂量糖皮质激素、托珠单抗或中断原治疗，对症治疗能够更好地平衡获益与毒性。对于 CAR-T 细胞治疗相关的轻度 CRS 患者，对症治疗的建议取决于具体使用的 CAR-T 产品。特定治疗问题应参考 REMS 计划中针对具体药物的相应处理方案。若轻度 CRS 患者在对症治疗后病情进展或恶化，建议将其作为重度 CRS 并根据具体诱因进行治疗。

重度 CRS：CAR-T 细胞相关的重度 CRS 包括 3 级、4 级及部分 2 级患者。CAR-T 细胞相关 CRS 的分级是基于治疗患者所需的干预措施，而不是特定的实验室检查指标，因此 2 级和 3 级之间会有部分重合。2 级 CRS 患者是重度还是轻度应根据个体情况判断。对于 CAR-T 细胞治疗导致的重度 CRS（3 级和 4 级），建议最初使用托珠单抗联合糖皮质激素治疗，而不是单用其中某一种药物。相比单药治疗，联合治疗能更快速、完全地控制 CRS，并且采用建议的剂量和治疗时间可以较好地控制 CRS 又不引起过多毒性反应。

如上所述，对于严重程度更低的 CAR-T 细胞相关 CRS（如 2 级），一些专家考虑到糖皮质激素可能会消耗或消除输注的 CAR-T 细胞，因此更倾向于在初始治疗时采用托珠单抗单药治疗。目前，尚无证据表明相关治疗有耗损 CAR-T 细胞和消除其临床益处的风险，我们认为采用通常建议的糖皮质激素治疗剂量和短疗程能增加益处，并且不会过度消耗 CAR-T 细胞。

托珠单抗应静脉输注，持续时间 1h。体重＜ 30kg 的患者剂量为 12mg/kg；体重≥ 30kg 的患者剂量为 8mg/kg，总剂量不应超过 800mg。同时应给予糖皮质激素治疗。建议给予氢化可的松 100mg（每 8h 1 次）或地塞米松 10mg（每天最多 4 次）或甲泼尼龙 1mg/（kg · d），直到 CRS 改善。如果给予首剂托珠单抗后，CRS 的氧合、低血压、发热及其他表现未获临床改善，则可间隔至少 8h 再重复给药。托珠单抗的总剂量不应超过 4 剂。

对于 BiTE 相关的重度 CRS，建议停用相关药物并使用糖皮质激素治疗，而不是仅采取其中的某一种方法。这种方法既有利于快速改善又不会引起过度的毒性反应，而继续输注药物则有进一步加重CRS的风险。

对于贝林妥欧单抗相关CRS，建议如下。①4级：永久停用对于贝林妥欧单抗。给予静脉用或口服地塞米松8mg（体重＜45kg者给予5mg/m$^2$，最大剂量为8mg），每8h 1次，最长持续3d，然后经过4d逐步减量并停药。如果采用这些措施的效果不充分，可经静脉给予1次托珠单抗，剂量8mg/kg。②3级：暂停贝林妥欧单抗。给予静脉用或口服地塞米松8mg（体重＜45kg者给予5mg/m$^2$，最大剂量为8mg），每8h 1次，最长持续3d，然后经过4d逐步减量并停药。

缓解后恢复贝林妥欧单抗相关CRS，建议如下。①缓解后恢复贝林妥欧单抗治疗，剂量为9μg/d［体重＜45kg者为5μg/（m$^2$・d）］。如果毒性反应没有复发，则在7d后增加剂量至28μg/d［体重＜45kg者为（15μg/m$^2$・d）］。②应定期重新评估临床状态和实验室指标，以确定是否充分缓解。例如，持续使用糖皮质激素治疗，直到不再需要血管升压药和高流量供氧，然后根据临床反应经过数日逐步减停糖皮质激素。如果在72h内，氧合、低血压、发热和其他CRS表现没有临床改善，建议按照持续或加重的CRS进行治疗。

单倍体相合异基因HSCT导致的重度CRS属于3级和4级CRS。对于这类CRS，建议使用糖皮质激素治疗，因为其既有较好的疗效同时又没有过多毒性反应，并且已经广泛用于这类患者的治疗。

### 5. 监测和缓解

目前认为CRS消退的标准是发热持续缓解，且不再需要供氧来缓解缺氧，也不再需要血管升压药来维持血压。然而，对于如何判定CRS已经消退，以及监测CRS缓解情况的最佳方案、规划或持续时间，目前尚无共识。有一点值得注意，仅体温恢复正常并不能说明CRS消退，因为针对CRS的治疗（如托珠单抗、类固醇和退热药等）可能会使患者迅速退热，而包括低血压或缺氧在内的CRS的严重表现可能仍持续存在。

监测应反映疾病的严重程度。①重度CRS患者和一些2级CRS患者可能需要在ICU接受治疗，并至少需要每天监测临床状态和实验室指标。随着患者病情好转，监测强度和诊治环境可以降级，但在临床病情稳定前不能出院。②对于轻度CRS患者，最初应每天进行临床和实验室监测，根据患者病情好转的临床表现调整监测的力度和减停药物。监测的持续时间应反映患者的临床情况和CRS可能持续的时间。实验室检查应用于监测患者的血液、凝血、代谢和氧合状态。但有一点需要注意，CRP不能作为托珠单抗治疗后炎症严重程度的指标，因为阻断IL-6信号通路可迅速降低CRP水平。

对于CRS初始治疗后临床状况持续或恶化的患者，建议重新评估其他致病因素，尤其应重新评估患者是否合并感染性、心源性、血栓栓塞性及其他并发症。

对于初始治疗后24h内无改善的患者，后续治疗将根据患者临床病情的严重程度和初始治疗方法进行调整。

对于之前接受过单剂托珠单抗治疗的所有患者，建议8h后再给予相同剂量的托珠单抗（总共最多4剂），并增加皮质类固醇。根据致病的免疫治疗不同，控制重度CRS所需的托珠单抗治疗次数可能会有差异。根据作者的经验，使用司利弗明治疗的患者可能仅需要1剂（偶尔需要2剂）药物就可获得最佳的临床缓解，而使用阿基仑赛治疗的患者需要多达3～4剂药物。

对于既往仅接受过类固醇治疗的持续性重度CRS患者，无论其病因如何，都建议加用托珠单抗治疗。

对于重度 CRS 患者（一般是 3 ～ 4 级），如果经过反复托珠单抗联合类固醇治疗后仍无改善，建议加用大剂量皮质类固醇（如甲泼尼龙 2mg/kg，最高剂量 1g/d，持续 3d），但要注意在毒性反应过大的情况下这种治疗可能会消耗 CAR-T 细胞。其他药物的使用经验非常有限，可供选择的药物如下。①抗 IL-6 单克隆抗体（如司妥昔单抗、克拉扎珠单抗等），但在托珠单抗（针对 IL-6 受体）治疗后使用这些药物的益处尚未得到证实。②阿那白滞素（阻断 IL-1RA）。③依那西普（阻断 TNF α ）。

针对持续性或恶化的 CRS，还可以选择的其他治疗包括阿仑单抗、抗胸腺细胞球蛋白、环磷酰胺、芦可替尼或伊布替尼。

（朱晓健）

# 第二节　免疫效应细胞相关神经毒性综合征

免疫效应细胞相关神经毒性综合征（immune effector cell-associated neurotoxicity syndrome，ICANS）指包括 CAR-T 细胞治疗及其他免疫相关治疗后，由外源性和（或）内源性 T 细胞及其他免疫效应细胞激活或参与而引发的一系列神经系统异常的临床症状。ICANS 是 CAR-T 细胞治疗相关的最严重且最具临床挑战性的不良反应之一。

## 一、发病机制

ICANS 的发病机制尚不明确，目前认为主要由以下五大潜在可能机制促进 ICANS 的发生、发展。

（1）血清及脑脊液中异常增高的炎症因子水平。血清高水平的 IL-2、IL-6、IL-10 和 IL-15 常和严重的 ICANS 相关。在小鼠模型中发现，受者单核细胞来源的细胞因子在 CRS 和 ICANS 的发生发展中具有重要作用。尽管临床上很难针对患者做出以上关于细胞因子来源的检测，但在严重 ICANS 患者的脑脊液中可检测到表达髓系标志的细胞。

（2）循环 CAR-T 细胞浸润中枢神经系统。有研究观察到，脑脊液中 CD19 CAR-T 细胞高浸润的患者，相较于脑脊液中未检测出 CD19 CAR-T 细胞的患者更高发 ICANS。在非人灵长类动物模型中，回输含有共刺激域 4-1BB 的 CD20 CAR-T 后出现 ICANS 的临床表现。在神经毒性高峰时期，脑脊液和脑实质内都可检测到 CAR-T 细胞的浸润。这一现象与脑脊液中高表达的 IL-6、CXCL8、CXCL9、CXCL11、GM-CSF、IL-1R α 和血管内皮生长因子相关，而这些细胞因子在血清中的表达较脑脊液内低，说明以上细胞因子具有脑脊液聚集性。此外，还发现这些浸润中枢的 CAR-T 细胞表面高表达整合素 VLA4，推测整合素 VLA4 参与介导了 CAR-T 细胞的中枢浸润。

（3）内皮细胞功能障碍，血管通透性增加。大量炎症因子介导了血管内皮细胞功能障碍，改变其完整性，增强了血脑屏障的通透性，进一步导致了血清炎症因子和循环 CAR-T 细胞的中枢浸润。临床研究发现，脑脊液中 CAR-T 细胞的数量和细胞因子的水平与 ICANS 严重程度正相关。ICANS 患者中，调节内皮细胞活化的血管生成素 ANG-TIE2 轴发生了变化。当炎症因子活化血管内皮时，ANG1 取代 ANG2，进一步维持血管内皮活化状态并增强血管通透性。临床研究发现，严重 ICANS 患者血浆 ANG1/ANG2 比值显著升高，并且在清淋和 CAR-T 细胞回输前，血浆 ANG1/ANG2 高水平患者，具有发生 ICANS 的高风险。

（4）神经胶质细胞损伤。随着血管通透性的增加，血脑屏障破坏，继而引发神经胶质细胞损伤。在一项 CD19 CAR-T 的临床观察中发现，43 名发生严重神经毒性的患者，脑脊液中分别和星形胶质细胞活化和损伤相关的蛋白 S100b 和 GFAP 显著升高。此外，担任着清道夫作用、维持大脑微环境稳态的小胶质细胞也会在细胞因子的介导下活化，参与 ICANS 的病理生理机制。

（5）中枢神经系统中存在交叉抗原。一项研究利用单细胞 RNA 测序技术发现，CD19 抗原存在于脑血管壁细胞，包括周细胞和血管平滑肌细胞。这一研究发现可解释为何 CD19 CAR-T 引起的 ICANS 发生率较其他靶点 CD20、CD22、BCMA 更高，但具体机制仍有待进一步研究。

总之，接受 CAR-T 细胞治疗患者发生 ICANS 的危险因素包括患者自身特点和 CAR-T 产品特点。①患者自身特点：急性淋巴细胞白血病，高肿瘤负荷，血清高细胞因子水平，存在的血小板减少或内皮活化状态，存在神经系统合并症。② CAR-T 产品特点：靶向 CD19，以 CD28 为共刺激信号的 CAR-T，高 CAR-T 细胞回输剂量，CAR-T 细胞快速扩增，含有氟达拉滨和环磷酰胺的预处理方案等。此外，有研究发现，发展为 4 级以上神经毒性的患者，在 CAR-T 细胞回输后 36h 内，具有更高血清细胞因子水平。因此监测血清细胞因子谱的增长速率和绝对水平可助于识别严重 ICANS。

ICANS 和 CRS 之间的关系：很多 ICANS 患者都存在至少 1 级水平的前驱 CRS。因此，CRS 被认为是 ICANS 的先兆症状。CRS 一般发生在 CAR-T 细胞回输后的第 1 周，而 ICANS 则发生在 CAR-T 细胞回输后的第 2 周。CAR-T 细胞的扩增则横跨了 CRS 和 ICANS 的整个阶段，且大致和 ICANS 的峰值时间一致。当 CAR-T 细胞充分活化后会启动活化诱导的细胞死亡，以控制过度扩增带来的损害，仅保留一部分长寿命的记忆性 CAR-T 细胞。

## 二、诊断及鉴别诊断

### 1. 临床表现

ICANS 临床表现以中毒性脑病为主，早期症状表现为注意力减退、书写能力减弱、语言障碍等，可进一步恶化发展为意识模糊、情绪异常、定向力障碍、失语、震颤和嗜睡等。严重的 ICANS 甚至出现肌力下降、尿失禁、精神错乱、癫痫发作、颅内压增高、视盘水肿和脑水肿等，且通常发生在 CRS 症状改善阶段，急性脑水肿发生率较高，病程进程迅速甚至死亡。ICANS 合并的其他严重神经系统疾病还包括脑出血、脑干水肿、皮疹坏死、多灶性血栓性微血管病等。

### 2. 辅助检查

2 级以上 ICANS 患者需要常规行 MRI/CT 及心电图检查，且需密切检测患者常规、生化、凝血功能、铁蛋白、细胞因子水平等。在排除禁忌前提下，可行脑脊液检查，进行常规及病原微生物相关检查，以鉴别 ICANS 及颅内感染等疾病。

### 3. 鉴别诊断

需与其他非免疫相关性神经系统疾病鉴别，包括脑血管意外、颅内感染、脱髓鞘病变等。

## 三、临床管理

### 1. 分级

2018 年，MD 安德森癌症中心组织制定了 CAR-T 细胞治疗相关毒性 10 分制评分标准（CARTOX-10），需要在接受 CAR-T 细胞回输前评估记录基线评分。针对 12 岁以下儿童，临床使用由美国移植和细胞治疗学会制定的康奈尔儿童谵妄量表（the Cornell assessment of pediatric delirium，CAPD）。正常为 10 分。详见表 6-3 和表 6-4。

表 6-3　CAR-T 细胞治疗相关毒性 10 分制评分标准（CARTOX-10）

| 内容 | 分值 |
|---|---|
| 定向力：年、月、城市、医院、居住国领导人 | 5 分 |
| 命名：命名三个对象 | 3 分 |
| 书写：写一个标准句子 | 1 分 |
| 注意力：从 100 开始倒着以 10 为单位数数 | 1 分 |

表 6-4　康奈尔儿童谵妄量表（CAPD）

<table>
<tr><th>内容</th><th>得分</th><th>评分标准</th></tr>
<tr><td>1. 患儿是否和看护者有眼神接触</td><td></td><td rowspan="4">从不：4 分<br>很少：3 分<br>有时：2 分<br>经常：1 分<br>几乎是：0 分</td></tr>
<tr><td>2. 患儿是否存在目的性动作</td><td></td></tr>
<tr><td>3. 患儿是否能察觉到周围环境变化</td><td></td></tr>
<tr><td>4. 患儿是否能表达需求</td><td></td></tr>
<tr><td>5. 患儿是否烦躁不安</td><td></td><td rowspan="4">从不：0 分<br>很少：1 分<br>有时：2 分<br>经常：3 分<br>几乎是：4 分</td></tr>
<tr><td>6. 患儿是否无法被安抚</td><td></td></tr>
<tr><td>7. 患儿是否活动过少，清醒时几乎不动</td><td></td></tr>
<tr><td>8. 患儿是否对互动反应过慢</td><td></td></tr>
</table>

根据以上评分标准，计算分数后，再根据 ICANS 分级量表（表 6-5）划分等级。

表 6-5 ICANS 分级量表

| 评分标准 | 分级 | | | |
|---|---|---|---|---|
| | 1 级 | 2 级 | 3 级 | 4 级 |
| CARTOX-10 | 7 ～ 9 分（轻度损伤） | 3 ～ 6 分（中度损伤） | 0 ～ 2 分（重度损伤①） | NA（无法评估②） |
| ASTCT（CAPD） | 1 ～ 8 分 | 1 ～ 8 分 | ≥ 9 分③ | NA④ |

注：①包括癫痫发作但对苯二氮䓬类药物治疗有反应，1 ～ 2 级视盘水肿或脑脊液压力＜ 20mmHg。②包括全身性癫痫发作或非惊厥性癫痫持续状态，3 ～ 5 级视盘水肿或脑脊液压力≥ 20mmHg 或脑水肿。③包括疼痛刺激唤醒，通过干预可治疗的癫痫发作，神经影像学上的局灶性脑水肿。④包括不可唤醒或需反复的疼痛刺激唤醒，危及生命的不可逆的癫痫发作，严重运动功能障碍（如偏瘫或瘫痪），神经影像学上弥漫性脑水肿。

### 2. 预防策略

目前关于 ICANS 的最优预防方案比较有限。有研究表明，提前或预防性使用糖皮质激素可减小 ICANS 发生率和严重程度，且并不影响 CAR-T 治疗的疗效。但对于糖皮质激素的使用尚存在争论，也有研究认为糖皮质激素的使用具有不利影响。目前认为，妥珠单抗可减轻 CRS 却无法减轻 ICANS，相反会升高血清和脑脊液中 IL-6 的水平，甚至加重 ICANS。因此，阻断 IL-6R/IL-6 轴在 ICANS 预防策略中是不可取的。部分临床前和小样本临床研究发现，针对 IL-1 信号通路使用 IL-1R 阻断剂阿那白滞素似乎能够预防严重 ICANS 的发生，并减少糖皮质激素的用量。此外，去纤苷因能够维持血管内皮细胞完整性，被广泛使用于治疗移植后微血管病并发症。有临床研究尝试预防性使用去纤苷预防 ICANS 的发生，初步结果发现不仅有良好的药物耐受性，且能减少 ICANS 的发生率和严重程度。鉴于样本量小，结论有待于进一步验证。

### 3. 治疗管理

目前公认的处理框架是糖皮质激素、抗细胞因子治疗和支持治疗。

（1）支持治疗：1 ～ 4 级 ICANS 均需要支持治疗。原则是防止误吸，吸氧补液，动态评估患者颅内压力情况和脑电活动。若发生 3 ～ 4 级 ICANS 或 2 级 ICANS 伴随≥ 2 级 CRS，需转入重症监护病房 ICU 加强管理。

评估患者颅内情况和脑电活动的检查包括眼底镜检查评估视盘水肿情况，诊断性腰椎穿刺评估脑脊液压力并鉴别诊断其他疾病，MRI/CT 等影像学检查评价脑水肿状况，脑电图检查鉴别癫痫持续状态类别为持续性或非持续性。

非癫痫发作的精神症状处理方法：避免使用抑制中枢神经系统的药物；对于烦躁不安的患者，使用劳拉西泮 0.25 ～ 0.5mg（静脉滴注，每 8h 1 次）或氟哌啶醇 0.5mg（静脉滴注，每 6h 1 次）或左乙拉西坦 750mg（每 12h 1 次）预防癫痫发作。

（2）抗 IL-6 治疗和糖皮质激素治疗，见表 6-6。

表 6-6　ICANS 的 IL-6 治疗和糖皮质激素治疗

| 分类 | 治疗 | | | |
|---|---|---|---|---|
| | 1 级 | 2 级 | 3 级 | 4 级 |
| 无 CRS | | 糖皮质激素 | | |
| ≥ 1 级 CRS | 抗 IL-6 治疗 | | | |

注：糖皮质激素为地塞米松 10mg（每 6h 1 次）或甲强龙 1mg/kg（每 12h 1 次），抗 IL-6 治疗为妥珠单抗 8mg/kg 或司妥昔单 11mg/kg，若无效则换用糖皮质激素。

（3）CAR-T 治疗后癫痫持续状态的处理见表 6-7。

表 6-7　CAR-T 治疗后癫痫持续状态的处理流程

| 内容 | 具体操作 | |
|---|---|---|
| | 非惊厥性癫痫持续状态 | 惊厥性癫痫持续状态 |
| 1. 评估 | 气道、呼吸和循环系统，测血糖 | |
| 2. 是否转入 ICU | 无须转入 | 转入 |
| 3. 控制发作 | 劳拉西泮 0.5mg（iv），每 5min 可追加 0.5mg，最大剂量 2mg | 劳拉西泮 2mg（iv），每 5min 可追加 2mg，最大剂量 4mg |
| 4. 维持剂量 | 左乙拉西坦 500mg（iv） | |
| 5. 持续发作 | 苯巴比妥 60mg（iv） | 苯巴比妥 15mg/kg（iv） |
| 6. 缓解后维持 | 劳拉西泮 0.5mg（iv），q8h，共 3 次 | |
| | 左乙拉西坦 1000mg（iv），q12h | |
| | 苯巴比妥 30mg（iv），q12h | 苯巴比妥 1 ～ 3mg/kg（iv），q12h |

注：iv 为静脉注射，q8h 为每 8h 1 次，q12h 为每 12h 1 次。

（王高翔）

# 第七章　其他特殊情况

## 第一节　血液制品输注的适应证

输血是一种可以挽救生命的干预措施，在患者管理中发挥着重要作用，但输血也有一定的风险和成本，因此，医生在做出输血决策时需谨慎地把控血液制品输注的适应证，尽可能优化患者管理和输血产品，从而确保患者拥有高质量的临床获益。

### 一、红细胞成分

红细胞成分适用于红细胞生成障碍、破坏过多或丢失引起的急、慢性贫血的治疗性输注以及病理性红细胞成分置换等。通常每输注 1 单位红细胞成分可升高血红蛋白 5 ～ 10g/L 和（或）血细胞比容 0.015 ～ 0.030。红细胞制剂包括悬浮红细胞、去白细胞红细胞、洗涤红细胞、低温保存红细胞和辐照红细胞。

#### 1. 一般规则

（1）血红蛋白＞ 100g/L 和（或）血细胞比容＞ 0.30，可不输注。

（2）血红蛋白 60 ～ 100g/L 和（或）血细胞比容 0.18 ～ 0.30，根据患者组织缺氧与耗氧情况、心肺代偿功能等情况综合评估考虑是否需输注。

（3）血红蛋白＜ 60g/L 和（或）血细胞比容＜ 0.18，可输注。

#### 2. 特殊情况及说明

（1）自身免疫性溶血性贫血患者血红蛋白＜ 40g/L，根据组织缺氧与耗氧情况、心肺代偿功能等情况综合评估考虑是否需输注。

（2）危重稳定重症监护患者的限制性红细胞输血阈值为血红蛋白浓度＜ 70g/L；在接受心脏手术的患者中，限制性红细胞输血阈值为血红蛋白浓度＜ 75g/L；髋部骨折和心血管疾病或其他危险因素患者的限制性输血阈值为血红蛋白浓度< 80g/L；血流动力学稳定的急性胃肠道出血患者的限制性输血阈值为血红蛋白浓度 70 ～ 80g/L。

（3）重度地中海贫血患者血红蛋白< 90g/L 可定期输注，一般 2 ～ 4 周输注 1 次红细胞以维持血红蛋白水平在 90 ～ 100g/L。

（4）伴有心肺疾病如心肌梗死、肺心病、先天性心脏病及严重感染和实施肿瘤放疗、化疗的患者，输注指征可适当放宽。

（5）曾有输血过敏反应史、IgA 缺乏症、晚期肝肾疾病与高钾血症的患者宜输注洗涤红细胞；曾有输血后非溶血性发热反应、需反复多次输血的患者宜输注去白细胞悬浮红细胞；先天性或后天性（肿瘤放疗、化疗后）免疫力低下和造血干细胞移植的患者宜输注辐照红细胞；RhD 抗原阴性和其他稀有血型的患者可输注冰冻解冻去甘油红细胞。

（6）红细胞成分输注后及时观察患者贫血改善情况，检测血红蛋白值等，实时调整输注剂量。

## 二、血小板成分

大多数血小板输注用于化疗或干细胞移植引起的血小板生存减少的非出血患者。预防性血小板输注的阈值是 $10 \times 10^9$/L。血小板成分适用于血小板计数减少和（或）功能低下引起的出血的治疗性输注或具有潜在性出血倾向的预防性输注。通常每输注 1 个治疗量单采血小板或 10 单位手工分离浓缩血小板可升高血小板计数（20 ～ 30）$\times 10^9$/L。

### 1. 一般规则

（1）血小板计数> $50 \times 10^9$/L，可不输注，若存在血小板功能异常伴有明显出血，可输注。

（2）血小板计数为（10 ～ 50）$\times 10^9$/L，伴有明显出血，应输注。

（3）血小板计数≤ $10 \times 10^9$/L，应立即输注。

### 2. 特殊情况及说明

（1）存在其他止血异常（如遗传性或获得性凝血障碍等）或高出血风险因素（如发热、败血症、贫血、肿瘤放疗后、肿瘤化疗后等），血小板计数< $30 \times 10^9$/L 时，应输注。

（2）急性大出血后大量输血和（或）大量输注晶体液或人工胶体液导致稀释性血小板减少，伴有明显出血和体外循环、体外膜肺等情况下引起的急性血小板减少，血小板计数< $50 \times 10^9$/L 时，和（或）血小板功能异常时，应输注。

（3）血栓弹力图显示 MA 值降低伴有明显出血时，应输注。

（4）成人预防性血小板输注指征：①治疗生成减少性血小板减少症，血小板计数≤ $10 \times 10^9$/L 可输注；②中心静脉置管术，血小板计数< $20 \times 10^9$/L 可输注；③诊断性腰椎穿刺，血小板计数< $50 \times 10^9$/L 可输注［血小板计数在（20 ～ 50）$\times 10^9$/L 之间应依据临床判断是否输注］；④非脊髓大手术，血小板计数< $50 \times 10^9$/L 可输注；⑤体外循环心脏手术、血小板减少和（或）血小板功能障碍导致术前出血时可输注，不推荐常规进行血小板预防性输注；⑥抗血小板药物治疗时颅内出血，推荐证据不充分。

（5）需反复输血的患者宜选择输注去白细胞单采血小板，由免疫因素导致血小板输注无效的患者宜输注 HLA 配合型单采血小板，先天性或后天性（如肿瘤放疗、化疗后等）免疫功能严重低下的患者宜输注辐照或去白细胞单采血小板，造血干细胞移植的患者宜输注 HLA 配合型辐照单采血小板。

（6）由免疫因素导致血小板输注无效并可能伴危及生命的出血时，在无 HLA 配合型单采血小板情况下，可适当放宽一次性输注未经 HLA 配型的血小板成分剂量。

（7）以下几种情况不推荐预防性输注血小板：慢性骨髓功能衰竭、原发免疫性血小板减少症、血栓性血小板减少性紫癜和肝素诱导血小板减少症。

（8）血小板输注后宜及时观察患者出血改善情况，通过血小板计数增加校正指数和（或）血小板回收率和（或）血栓弹力图监测等，实时调整输注剂量。

## 三、单采粒细胞

长期严重的粒细胞缺乏症患者（粒细胞绝对数量 $< 0.5 \times 10^9/L$）易发生危及生命的细菌和真菌感染。一般认为输注粒细胞可以降低感染相关发病率和死亡率。单采粒细胞适用于粒细胞缺乏或粒细胞功能明显低下的治疗。通常每次输注剂量为 1 ～ 3 单位。

### 1. 一般规则

（1）骨髓粒系增生极度减低经粒细胞集落刺激因子或粒细胞 – 巨噬细胞集落刺激因子治疗 5d 以上，中性粒细胞仍持续 $\leqslant 0.5 \times 10^9/L$，伴有严重的细菌或真菌感染时，可输注。

（2）中性粒细胞功能明显低下并伴有严重的细菌或真菌感染时，可输注。

### 2. 特殊情况及说明

（1）为了减少输注无效发生，先天性或后天性（如肿瘤放疗、化疗后等）免疫功能严重低下、造血干细胞移植等患者宜选择 HLA 配合型单采粒细胞。

（2）在条件允许的情况下，所有输注患者宜选择辐照单采粒细胞。

（3）单采粒细胞输注后应及时观察患者感染缓解情况，适时调整输注剂量。

目前，粒细胞输注的作用仍不确定，需要根据临床判断做出决定。如果输注粒细胞，应尽可能高剂量输注（$\geqslant 0.6 \times 10^9$ 个粒细胞 /kg）。

## 四、新鲜冰冻血浆 / 病毒灭活新鲜冰冻血浆

新鲜冰冻血浆指在采血后 8h 内分离冷冻并在解冻 24h 内输注的血浆，其含有不稳定凝血因子，如凝血因子Ⅴ和凝血因子Ⅷ。治疗性血浆输注适用于多种凝血缺乏的出血患者，也用于特定凝血因子缺乏患者无可用的凝血因子浓缩剂时。通常每次输注剂量为 10 ～ 15mL/kg。

### 1. 一般规则

（1）PT 和（或）APTT ＞参考值区间上限 1.5 倍，伴有出血，应输注。

（2）INR 值＞ 1.5（肝病 INR 值＞ 1.3），伴有出血，应输注。

### 2. 特殊情况及说明

（1）当需要快速纠正华法林抗凝作用、华法林使用过量或使用过程中发生颅内出血等严重出血时可输注。通常输注剂量为 7 ～ 10mL/kg。

（2）血栓弹力图显示 R 值延长，伴有出血时，可输注。

（3）除血栓性血小板减少性紫癜外，其他疾病患者需实施血浆置换时，可输注。

（4）输注病毒灭活新鲜冰冻血浆时，剂量可适当放宽。

（5）新鲜冰冻血浆 / 病毒灭活新鲜冰冻血浆输注后宜及时观察患者出血改善情况，通过 PT 和（或）APTT 和（或）INR 和（或）血栓弹力图监测等，实时调整输注剂量。

## 五、冰冻血浆 / 病毒灭活冰冻血浆

适用于各种原因导致的多种稳定凝血因子缺乏的治疗。通常每次输注剂量为 10 ～ 15mL/kg。

### 1. 一般规则

（1）PT 和（或）APTT ＞参考值区间上限 1.5 倍，伴有出血，应输注。

（2）INR 值＞ 1.5（肝病 INR 值＞ 1.3），伴有出血，应输注。

### 2. 特殊情况及说明

（1）血栓性血小板减少性紫癜患者可输注和（或）应用于血浆置换。

（2）血栓弹力图显示 R 值延长并伴有出血，排除凝血因子Ⅷ或凝血因子Ⅴ缺乏时，可输注。

（3）输注病毒灭活冰冻血浆时，剂量可适当放宽。

（4）输注冰冻血浆 / 病毒灭活冰冻血浆后宜及时观察患者出血改善情况，通过 PT 和（或）APTT 和（或）INR 和（或）血栓弹力图监测等，实时调整输注剂量。

## 六、冷沉淀凝血因子

冷沉淀是血浆的衍生物，含有丰富的纤维蛋白原、凝血因子Ⅷ、vWF、纤维连接蛋白和凝血因子ⅩⅢ。冷沉淀可用于凝血因子Ⅷ和（或）ⅩⅢ和（或）vWF 和（或）纤维蛋白原等缺乏的治疗。通常每次输注剂量为 10 ～ 15 IU/kg。

### 1. 一般规则

（1）先天性或获得性低纤维蛋白原血症（纤维蛋白原水平＜ 1.0g/L）伴有明显出血，在药源性纤维蛋白原无法获得时，可输注。

（2）血浆凝血因子Ⅷ活性较低并伴有明显出血，在药源性凝血因子Ⅷ浓缩制剂无法获得时，可输注。

（3）血管性血友病伴有明显出血，在药源性凝血因子Ⅷ浓缩制剂无法获得时，可输注。

### 2. 特殊情况及说明

（1）出血或 DIC 患者，疑有凝血因子 XⅢ 缺乏或低下时，可输注。

（2）血栓弹力图显示 K 值延长、α 角缩小并伴有明显出血时，可输注。

（3）尿毒症伴凝血功能异常、溶栓治疗药物过量等时，可输注。

（4）输注冷沉淀凝血因子宜及时观察患者出血改善情况，通过 PT 和（或）APTT 和（或）INR 和（或）血栓弹力图监测等，实时调整输注剂量。

（高丽丽）

# 第二节　紧急情况下 RhD 患者输血

Rh 血型系统在输血医学中十分重要，其重要性仅次于 ABO 血型系统。Rh D 抗原具有很强的免疫原性，可以引起严重的新生儿溶血和急性溶血性输血反应。临床上通常根据是否有 D 抗原，分为 Rh 阳性与 Rh 阴性两类。RhD 阴性属于稀有血型，俗称“熊猫血”，占我国汉族人群的比例约为 0. 4%，这类患者在临床输血中供需矛盾相当突出。RhD 阴性的个体经输血或妊娠接触 D 抗原后，可产生抗 D 抗体。临床输血中，RhD 阴性患者如果含抗 D 抗体，输入 RhD 阳性红细胞可发生溶血性输血反应。但在紧急情况下，RhD 阴性患者因各种原因出现了失血性休克或严重贫血或出血，不立即输血将危及其生命，且血液储备无法满足患者紧急抢救输血的需要时，本着抢救生命为第一要义的原则，可参考以下推荐方案进行 RhD 阴性患者输血。

## 一、RhD 抗原阴性判定及处理原则

RhD 抗原初筛试验阴性者，RhD 抗原结果难以判定和（或）先前鉴定不一致，均暂按 RhD 阴性血型处理。

## 二、RhD 阴性患者紧急抢救输血推荐方案

在急性出血时，可能没有足够的时间来完成标准的输血前相容性检测。当患者需要紧急输血，而未完成相容性检测时，可用未经交叉配血试验的 O 型红细胞。O 型 RhD 阴性的红细胞用于有生育需求的 50 岁以下的女性。O 型 RhD 阳性的红细胞用于男性和绝经后女性。

（1）RhD 阴性患者输血，无论有无抗 D 抗体，均应首选 ABO 血型与患者同型 RhD 阴性红细胞输注。

（2）对于 RhD 阴性且无抗 D 抗体的患者，在无法满足供应与其 ABO 血型同型 RhD 阴性红细胞的紧急情况下，可根据“血液相容性输注”原则实施救治：①首选与患者 ABO 血型相容 RhD 阴性红细胞输注；②次选与患者 ABO 血型同型 RhD 阳性红细胞输注；③再选 O 型 RhD 阳性红细胞输注。上述 3 种情况均须在与患者主侧交叉配血阴性情况下输注。

（3）血浆输注：与患者 ABO 血型同型的 RhD 阴性和 RhD 阳性血浆均可输注，无法满足供应时可选择 AB 型 RhD 阴性和阳性血浆输注；对 RhD 阴性血浆应在筛查排除存在抗 D 抗体后输注，以防止抢救过程中有可能输 RhD 阳性红细胞引起溶血反应。

（4）特殊情况紧急抢救输注血小板的建议：人类的血小板不表达 Rh 抗原，然而，血小板浓缩物含有少量的红细胞，当输血给 RhD 阴性的患者时，可能会诱导 RhD 同种异体免疫，导致抗 D 抗体产生。单采血小板中红细胞含量一般只有几微升，此种血小板一般输注给免疫功能低下患者（如免疫抑制治疗、恶性肿瘤化疗等），几乎不会发生同种免疫。因此，RhD 阳性血小板引起的同种免疫总概率非常低。RhD 不相容血小板输注后抗 D 抗体同种异体免疫的发生率为 0 ～ 18.7%，明显低于红细胞不相容输血后 RhD 同种异体免疫的发生率。最近报道的血小板输注后抗 D 抗体同种异体免疫的发生率较低（3.8%），可能是因血液成分处理和单采技术的改进导致血小板浓缩物中的红细胞污染减少。值得注意的是，同种免疫可能对生育妇女产生临床影响，导致胎儿和新生儿溶血性疾病。RhD 阴性患者输注 RhD 阳性血小板后 72h 内，注射 Rh 免疫球蛋白可避免发生同种免疫。①首选与受血者 ABO / RhD 血型同型血小板输注；②在紧急抢救患者生命时，发现患者血型难以判断或血小板供应短缺时，可以选择不同血型的单采血小板输注；③输注不同血型的单采血小板前，要向患者及其家属告知风险，如供者血浆中的血型抗体引起急性溶血反应的可能、血小板输注无效的可能、RhD 阴性患者输注 RhD 阳性供者的血小板后可能被其中残留的红细胞免疫而产生抗 D 抗体，特别是育龄期妇女可能发生流产、死胎、新生儿溶血病（女童患者成年后风险同上）等；④输注不同血型的单采血小板，应选择抗 A 抗体、抗 B 抗体效价 ≤ 64 的供者，儿童应尽量减少血小板中的血浆量，以防止发生溶血性输血反应；⑤ AB 型单采血小板的血浆中不含抗 A 抗体、抗 B 抗体，但 AB 型血小板上有 A 抗原和 B 抗原，因此非同型输注比较安全但疗效略差；⑥ RhD 阴性无抗 D 抗体的患者，特别是育龄期妇女和女童，输注 RhD 阳性供者的单采血小板后，有条件者可尽快注射抗 D 抗体人免疫球蛋白以预防抗体产生。

（5）RhD 阴性患者紧急抢救输血的申请、审批等程序：①经主治医师或值班医师请示其上级医师同意后，填写“紧急抢救输血申请单”，报医院医务管理部门审批或总值班备案，并向输血科（血库）提出紧急抢救输血要求。特别紧急时先电话申请，随后补交“紧急抢救输血申请单”。②经医务管理部门审批或总值班备案后，医师填写“紧急抢救输血治疗知情同意书”，征得患者或其亲属同意后，医患

双方在“紧急抢救输血治疗知情同意书”上签字，并保存在患者病历中；患者不能表达本人意愿且无亲属时，报医院授权人签字同意后保存在患者病历中。③抢救输血过程中由经治科室医护人员负责监控，一旦发现患者出现输血不良反应，应立即停止输血并予以紧急处置，病历中须详细记录。必要时请输血科紧急会诊。④输血完毕，经治科室医护人员应继续观察 30min，详细填写输血病程记录和护理记录。

（6）在紧急抢救输血过程中，输血科（血库）应积极联系所属辖区采供血机构提供与患者 ABO/RhD 血型同型血液。一旦得到供应仍作为首选给予患者输注。

（高丽丽）

# 参考文献


[1] 孙连坤, 胡豫, 张梅. 血液系统与疾病 [M]. 北京: 人民卫生出版社, 2021.

[2] GRI N, LONGHITANO Y, ZANZA C, et al. Acute oncologic complications: clinical-therapeutic management in critical care and emergency departments [J]. Current Oncology, 2023, 30(8): 7315-7334.

[3] HALFDANARSON T R, HOGAN W J, MADSEN B E. Emergencies in hematology and oncology [J]. Mayo Clinic Proceedings, 2017, 92(4): 609-641.

[4] KLEMENCIC S, PERKINS J. Diagnosis and management of oncologic emergencies [J]. Western Journal of Emergency Medicine, 2019, 20(2): 316-322.

[5] 吴金娴, 周芙玲. 血细胞分离机的临床应用与发展现状 [J]. 临床内科杂志, 2020, 37(9): 669-670.

[6] 杨盛茹, 张磊, 张辉, 等. 恶性血液病患者抑郁情绪的影响因素 [J]. 国际精神病学杂志, 2023, 50(1): 108-110.

[7] 宋善俊, 王鸿利, 李家增. 弥散性血管内凝血 [M]. 上海:上海科学技术出版社, 2001.

[8] HIDEO W, MIHO S, FUMIHIKO K, et al. Thrombomodulin accelerates activated protein C production and inhibits thrombin generation in the plasma of disseminated intravascular coagulation patients [J]. Blood coagulation & fibrinolysis : an international journal in haemostasis and thrombosis, 2005, 16(1): 17-24.

[9] MASAAKI H, MINORU T, FUMIHIRO H, et al. Recombinant human antithrombin expressed in Chinese hamster ovary cells shows in vivo efficacy on rat DIC model similarly to plasma-derived antithrombin regardless of different N-glycosylation [J]. Thrombosis research, 2007, 119(5): 631-641.

[10] SHIRAI K, CHAUDHARY B U. Use of low molecular qeight heparin and aminocaproic acid in chronic DIC associated with prostate cancer- a case report [J]. The Scientific World Journal, 2007, 2(7): 753-755.

[11] POPESCU N I, LUPU C, LUPU F. Disseminated intravascular coagulation and its immune mechanisms [J]. Blood: The Journal of the American Society of Hematology, 139(13): 1973-1986.

[12] 梅恒, 胡豫. 成人原发免疫性血小板减少症诊断与治疗中国指南(2020年版)解读 [J]. 临床内科杂志, 2021, 38(6): 431-432.

[13] TERRELL D R, BEEBE L A, VESELY S K, et al.The incidence of immune thrombocytopenic purpura in children and adults: a critical review of published reports [J]. American journal of hematology, 2010, 85(3): 174-180.

[14] ABRAHAMSON P E, HALL S A, FEUDJO-TEPIE M, et al. The incidence of idiopathic thrombocytopenic

purpura among adults: a population - based study and literature review [J]. European Journal of Haematology, 2010, 83(2): 83–89.

[15] TERRELL D R, BEEBE L A, NEAS B R, et al. Prevalence of primary immune thrombocytopenia in Oklahoma [J]. American Journal of Hematology, 2012, 87(9): 848–852.

[16] WEYCKER D, HANAU A, HATFIELD M, et al.Primary immune thrombocytopenia in US clinical practice: incidence and healthcare burden in first 12 months following diagnosis [J]. Journal of medical economics, 2020, 23(2): 184–192.

[17] 程艳丽, 郝国平, 王晓欢, 等. 血小板抗体检测在原发性免疫性血小板减少症中的作用 [J]. 临床医药实践, 2020, 29(10): 762–765.

[18] PROVAN D, ARNOLD D M, BUSSEL J B, et al. Updated international consensus report on the investigation and management of primary immune thrombocytopenia [J]. Blood Advances, 2019, 3(22): 3780–3817.

[19] 刘倚君, 刘兴会. 妊娠合并特发性血小板减少性紫癜 [J]. 实用妇产科杂志, 2021, 37(8): 578–581.

[20] 中华医学会血液学分会血栓与止血学组.血栓性血小板减少性紫癜诊断与治疗中国指南(2022年版) [J]. 中华血液学杂志, 2022, 43(1): 7–12.

[21] BOUFERRAA Y, HAIBE Y, HAMDAN H, et al. Thrombotic microangiopathy in the setting of colorectal cancer: a therapeutic challenge with a bad prognosis [J]. Hematology reports, 2023, 15(1): 9–16.

[22] MAËLLE B L, AGNÈS V, YGAL B, et al. Caplacizumab: a change in the paradigm of thrombotic thrombocytopenic purpura treatment [J]. Expert opinion on biological therapy, 2019, 19(11): 1127–1134.

[23] CARMI O, BERLA M, SHOENFELD Y, et al. Diagnosis and management of catastrophic antiphospholipid syndrome [J]. Expert Review of Hematology, 2017, 10(4): 365–374.

[24] 杨鑫, 李登举. 灾难性抗磷脂综合征的诊治要点与进展 [J]. 血栓与止血学, 2020, 26(1): 177–180.

[25] SILVIA B, GERARD E, RICARD C, et al. Mortality in the catastrophic antiphospholipid syndrome: causes of death and prognostic factors in a series of 250 patients [J]. Arthritis and rheumatism, 2006, 54(8): 2568–2576.

[26] RICARD C. Update on the diagnosis, treatment, and prognosis of the catastrophic antiphospholipid syndrome [J]. Current rheumatology reports, 2010, 12(1): 70–76.

[27] BERMAN H, RODRÍGUEZ–PINTÓ I, CERVERA R, et al. Rituximab use in the catastrophic antiphospholipid syndrome: descriptive analysis of the CAPS registry patients receiving rituximab [J]. Autoimmunity Reviews, 2013, 12(11): 1085–1090.

[28] GUILLERMINA G, JESSICA B, PATRICIA R, et al. Complement C5a receptors and neutrophils mediate fetal injury in the antiphospholipid syndrome [J]. The Journal of clinical investigation, 2003, 112(11): 1644–1654.

[29] YANJING H, LIANG H, JING L, et al. Acquired coagulation dysfunction resulting from vitamin K–dependent coagulation factor deficiency associated with rheumatoid arthritis: a case report [J]. World journal of clinical cases, 2022, 10(1): 236–241.

[30] ANDREAS T, BARBARA Z, TON L. Acquired bleeding disorders [J]. Haemophilia, 2022, 28(4): 68–76.

[31] KHAN N, TAIMUR M, MALKANI A, et al. Vitamin K deficiency in the setting of blenderized tube feeding

regimen in a teenager: a case report [J]. Journal of dietary supplements, 2022, 20(4): 1–7.

[32] YUSHI C, KAGEHIRO A, KEIKO S, et al. Comprehensive comparison of global coagulation assays to differentiate lupus anticoagulant from acquired hemophilia A in patients with prolonged APTT [J]. International journal of hematology, 2023, 118(5): 577–588.

[33] 中华医学会血液学分会红细胞疾病（贫血）学组. 中国成人自身免疫性溶血性贫血诊疗指南（2023年版）[J]. 中华血液学杂志, 2023, 44(1): 12–18.

[34] 任宏, 王莹. 溶血危象 [J]. 中国小儿急救医学, 2020, 27(8): 577–581.

[35] 张凤奎. 溶血危象的识别与处理 [J]. 临床内科杂志, 2019, 36(10): 659–661.

[36] PEFFAULT R L D, KOHEI H, MARIA A R. Hemolytic paroxysmal nocturnal hemoglobinuria: 20 years of medical progress [J]. Seminars in Hematology, 2022, 59(1): 38–46.

[37] SAHA M, RAY S, KUNDU S, et al. Pure red cell aplasia following autoimmune hemolytic anemia: an enigma [J]. Journal of Postgraduate Medicine, 2013, 59(1): 51–53.

[38] 阎嶂松, 张莉, 王慧君, 等. 表现酷似再生障碍性贫血的急性造血停滞23例临床分析[J].中华血液学杂志, 2007, 28(11): 750–753.

[39] 王天有. 急性造血功能停滞的研究进展 [J]. 小儿急救医学, 2005, 12(1): 75–76.

[40] 王一浩, 付蓉, 邵宗鸿. 免疫相关性血/全血细胞减少症诊断和治疗 [J]. 中国实用内科杂志, 2022, 42(7): 540–545.

[41] 邱发麒, 李列平. 苯妥英钠致自身免疫性溶血性贫血合并急性造血功能停滞一例 [J]. 中华血液学杂志, 2000, 21(4): 182.

[42] 项龙, 王莹. 肿瘤溶解综合征的发病与诊断. 中国小儿急救医学 [J]. 2019, 26(1): 13–16.

[43] 张琳琳, 徐刚, 迟昨非, 等. 拉布立海治疗儿童肿瘤溶解综合征1例并文献复习 [J]. 国际儿科学杂志, 2023, 50(4): 287–290.

[44] 中国抗癌协会小儿肿瘤专业委员会. 儿童肿瘤溶解综合征诊疗指南 [J]. 中国实用儿科杂志, 2021, 36(12): 890–896.

[45] RAHMANI B, PATEL S, SEYAM O, et al.Current understanding of tumor lysis syndrome [J]. Hematological oncology, 2019, 37(5): 537–547.

[46] DURANI U, HOGAN W J. Emergencies in haematology: tumour lysis syndrome [J]. British journal of haematology, 2020, 188(4): 494–500.

[47] CAIRO M S, COIFFIER B, REITER A, et al. Recommendations for the evaluation of risk and prophylaxis of tumour lysis syndrome (TLS) in adults and children with malignant diseases: an expert TLS panel consensus [J]. British journal of haematology, 2010, 149(4): 578–586.

[48] LEBLEBJIAN H, DEANGELO J D, SKIRVIN A J, et al. Predictive factors for all–trans retinoic acid–related differentiation syndrome in patients with acute promyelocytic leukemia [J]. Leukemia Research, 2013, 37(7): 747–751.

[49] NORSWORTHY K J, MULKEY F, SCOTT E C, et al. Differentiation syndrome with ivosidenib and enasidenib treatment in patients with relapsed or refractory IDH–mutated AML: a U.S. Food and Drug Administration systematic analysis [J]. Clinical Cancer Research, 2020, 26(16): 4280–4288.

[50] 李文聪, 张潇潇, 南月敏. 噬血细胞综合征诊治进展 [J]. 实用肝脏病杂志, 2022, 25(5): 612–615.

[51] 范钱秀, 罗海燕, 杨海霞, 等. 儿童噬血细胞综合征的临床特征及预后分析 [J]. 中国小儿血液与肿瘤杂志, 2023, 28(4): 237–242.

[52] 李芳秋. 噬血细胞综合征病因及发病机制研究进展 [J]. 医学研究生学报, 2003 (10): 776–779.

[53] LEHMBERG K, PINK I, EULENBURG C, et al. Differentiating macrophage activation syndrome in systemic juvenile idiopathic arthritis from other forms of hemophagocytic lymphohistiocytosis [J]. Journal of Pediatrics, 2013, 162(6): 1245–1251.

[54] 中国医师协会血液科医师分会, 中华医学会儿科学分会血液学组, 噬血细胞综合征中国专家联盟. 中国噬血细胞综合征诊断与治疗指南（2022年版）[J]. 中华医学杂志, 2022, 102(20): 1492–1499.

[55] CHRISTOPHER J, SAMAN H ,AMANDA G, et al. Nuclear factor–kappaB as a potential therapeutic target for the novel cytotoxic agent LC–1 in acute myeloid leukaemia [J]. British journal of haematology, 2008, 143(5): 661–671.

[56] NOVOTNY J R, NÜCKEL H, DÜHRSEN U. Correlation between expression of CD56/NCAM and severe leukostasis in hyperleukocytic acute myelomonocytic leukaemia [J]. European journal of haematology, 2006, 76(4): 299–308.

[57] Ali A M, Mirrakhimov A E, Abboud C N, et al. Leukostasis in adult acute hyperleukocytic leukemia: a clinician's digest [J]. Hematological Oncology, 2016, 34(2): 69–78.

[58] CERRANO M, CHEVRET S, RAFFOUX E, et al. Benefits of dexamethasone on early outcomes in patients with acute myeloid leukemia with hyperleukocytosis: a propensity score matched analysis [J]. Annals of Hematology, 2023, 102(4): 761–768.

[59] CHANG M C, CHEN T Y, TANG J L, et al. Leukapheresis and cranial irradiation in patients with hyperleukocytic acute myeloid leukemia: no impact on early mortality and intracranial hemorrhage [J]. American Journal of Hematology, 2007, 82(11): 976–980.

[60] 李天乐, 江雪杰, 王治香, 等. 高白细胞急性髓系白血病100例早期合并症分析及其干预方法优化[J]. 实用医学杂志, 2013, 29(15): 2537–2539.

[61] GEHA R M, TIERNEY L M. Blood is thicker: hyperviscosity syndrome [J]. The American Journal of Medicine, 2018, 131(8): 916–917.

[62] GERTZ M A. Acute hyperviscosity: syndromes and management [J]. Blood, 2018, 132(13): 1379–1385.

[63] CONNES P, ALEXY T, DETTERICH J, et al. The role of blood rheology in sickle cell disease [J]. Blood Reviews, 2016, 30(2): 111–118.

[64] RAJAGOPAL R, APTE S R. Seeing through thick and through thin: retinal manifestations of thrombophilic and hyperviscosity syndromes [J]. Survey of Ophthalmology, 2016, 61(2): 236–247.

[65] CHEN Z, SIMON–MOLAS H, CRETENET G, et al.Characterization of metabolic alterations of chronic lymphocytic leukemia in the lymph node microenvironment [J]. Blood, 2022, 140(6): 630–643.

[66] LUCIE B D, EKATERINI H, VIGNIR G H. Mitochondrial metabolism as a potential therapeutic target in myeloid leukaemia [J]. Leukemia, 2021, 36(1): 1–12.

[67] JONES C L, INGUVA A, JORDAN C T. Targeting energy metabolism in cancer stem cells: progress and

challenges in leukemia and solid Tumors [J]. Cell Stem Cell, 2021, 28(3): 378–393.

[68] KARIGANE D, TAKUBO K. Metabolic regulation of hematopoietic and leukemic stem/progenitor cells under homeostatic and stress conditions [J]. International Journal of Hematology, 2017, 106(1): 18–26.

[69] KUMAR S M, EVAN S M, LINGBO Z. Metabolism in acute myeloid leukemia: mechanistic insights and therapeutic targets [J]. Blood, 2022, 141(10): 1119–1135.

[70] PERA B, KRUMSIEK J, ASSOULINE S E, et al. Metabolomic profiling reveals cellular reprogramming of B–cell lymphoma by a lysine deacetylase inhibitor through the choline pathway [J]. EBioMedicine, 2018, 28: 80–89.

[71] KRTI M, SRISKANTHADEVAN S, JHAS B, et al. Inhibition of mitochondrial translation as a therapeutic strategy for human acute myeloid leukemia [J]. Cancer Cell, 2011, 20(5): 674–688.

[72] CULLEN M H, BILLINGHAM L J, GAUNT C H,et al. Rational selection of patients for antibacterial prophylaxis after chemotherapy [J]. Journal of Clinical Oncology Official Journal of the American Society of Clinical Oncology, 2007, 25(30): 4821–4828.

[73] RAY–COQUARD I, BORG C, BACHELOT T, et al. Baseline and early lymphopenia predict for the risk of febrile neutropenia after chemotherapy [J]. British Journal of Cancer, 2003, 88(2): 181–186.

[74] GHEZ D, CALLEJA A, PROTIN C, et al. Early–onset invasive aspergillosis and other fungal infections in patients treated with ibrutinib [J]. Blood, 2018, 131(17): 1955–1959.

[75] 中华医学会血液学分会抗感染学组. 宏基因组二代测序技术在血液病患者感染病原诊断中的应用中国专家共识（2023年版）[J]. 中华血液学杂志, 2023, 44(8): 617–623.

[76] KLASTERSKY J, PAESMANS M, RUBENSTEIN E B, et al. The multinational association for supportive care in cancer risk index: a multinational scoring system for identifying low–risk febrile neutropenic cancer patients [J]. Journal of clinical oncology: official journal of the American Society of Clinical Oncology, 2000, 18(16): 3038–3051.

[77] 中华医学会血液学分会, 中国医师协会血液科医师分会. 中国中性粒细胞缺乏伴发热患者抗菌药物临床应用指南（2020年版）[J]. 中华血液学杂志, 2020, 41(12): 969–978.

[78] 中国医师协会血液科医师分会, 中国侵袭性真菌感染工作组. 血液病/恶性肿瘤患者侵袭性真菌病的诊断标准与治疗原则（第六次修订版）[J]. 中华内科杂志, 2020, 59(10): 754–763.

[79] 中国医药教育协会真菌病专业委员会, 中国毛霉病专家共识工作组. 中国毛霉病临床诊疗专家共识（2022）[J]. 中华内科杂志, 2023, 62(6): 597–605.

[80] 中华医学会血液学分会, 中国医师协会血液科医师分会. 血液肿瘤患者碳青霉烯类耐药的肠杆菌科细菌（CRE）感染的诊治与防控中国专家共识（2020年版）[J]. 中华血液学杂志, 2020, 41(11): 881–889.

[81] 中国医药教育协会感染疾病专业委员会. 抗菌药物药代动力学/药效学理论临床应用专家共识[J]. 中华结核和呼吸杂志, 2018, 41(6): 409–446.

[82] MARTIN S, DANIEL T, GEORG M, et al. Management of febrile neutropenia in the perspective of antimicrobial de–escalation and discontinuation [J]. Expert review of anti–infective therapy, 2019, 17(12): 983–995.

[83] 亚洲急危重症协会中国腹腔重症协作组. 重症患者中心静脉导管管理中国专家共识（2022版）[J]. 中华消化外科杂志, 2022, 21(3): 313–322.

[84] EGAN G, ROBINSON P D, MARTINEZ J P D, et al. Efficacy of antibiotic prophylaxis in patients with cancer and hematopoietic stem cell transplantation recipients: a systematic review of randomized trials[J]. Cancer medicine, 2019, 8(10): 4536–4546.

[85] 中国医药教育学会真菌病专业委员会, 中华医学会血液学分会. 造血干细胞移植后侵袭性真菌病中国专家共识（2023年版）[J]. 中华血液学杂志, 2023, 44(2): 92–97.

[86] Taplitz R A, Kennedy E B, Flowers C R. Antimicrobial prophylaxis for adult patients with cancer–related immunosuppression: ASCO and IDSA clinical practice guideline update summary [J]. Journal of oncology practice, 2018, 14(11): 692–695.

[87] PIHUSCH R, HOLLER E, MÜHLBAYER D, et al. The impact of antithymocyte globulin on short–term toxicity after allogeneic stem cell transplantation [J]. Bone marrow transplantation, 2002, 30(6): 347–354.

[88] AUE G, NJUGUNA N, TIAN X, et al. Lenalidomide–induced upregulation of CD80 on tumor cells correlates with T–cell activation, the rapid onset of a cytokine release syndrome and leukemic cell clearance in chronic lymphocytic leukemia [J]. Haematologica, 2009, 94(9): 1266–1273.

[89] MAUDE S L, FREY N, SHAW P A, et al.Chimeric antigen receptor T cells for sustained remissions in leukemia [J]. The New England journal of medicine, 2014, 371(16): 1507–1517.

[90] PORTER D L, LEVINE B L, KALOS M, et al. Chimeric antigen receptor–modified T cells in chronic lymphoid leukemia [J]. The New England journal of medicine, 2011, 365(8): 725–733.

[91] HAY K A, HANAFI L A, LI D, et al. Kinetics and biomarkers of severe cytokine release syndrome after CD19 chimeric antigen receptor–modified T–cell therapy [J]. Blood, 2017, 130(21): 2295–2306.

[92] SUNTHARALINGAM G, PERRY M R, WARD S, et al. Cytokine storm in a phase 1 trial of the anti–CD28 monoclonal antibody TGN1412 [J]. The New England journal of medicine, 2006, 355(10): 1018–1028.

[93] FREEMAN C L, MORSCHHAUSER F, SEHN L, et al. Cytokine release in patients with CLL treated with obinutuzumab and possible relationship with infusion–related reactions [J]. Blood, 2015, 126(24): 2646–2649.

[94] GRUPP S A, KALOS M, BARRETT D, et al. Chimeric antigen receptor–modified T cells for acute lymphoid leukemia [J]. The New England journal of medicine, 2013, 368(16): 1509–1518.

[95] MORRIS E C, NEELAPU S S, GIAVRIDIS T, et al. Cytokine release syndrome and associated neurotoxicity in cancer immunotherapy [J]. Nature reviews. Immunology, 2021, 22(2): 85–96.

[96] OLUWOLE O O, BOUABDALLAH K, MUNOZ J, et al. Prophylactic corticosteroid use in patients receiving axicabtagene ciloleucel for large B–cell lymphoma [J]. British journal of haematology, 2021, 194(4): 690–700.

[97] JAIN M, SMITH M, SHAH N. How I treat Refractory CRS and ICANS following CAR T–cell therapy [J]. Blood, 2023, 141(20): 2430–2442.

[98] PARK J H, NATH K, DEVLIN S M, et al. CD19 CAR T–cell therapy and prophylactic anakinra in relapsed or refractory lymphoma: phase 2 trial interim results [J]. Nature medicine, 2023, 29(7): 1710–1717.

[99] PARKER R K, MIGLIORINI D, PERKEY E, et al. Single-cell analyses identify brain mural cells expressing CD19 as potential off-tumor targets for CAR-T immunotherapies [J]. Cell, 2020, 183(1): 126-142.

[100] 中国医师协会输血科医师分会, 中华医学会临床输血学分会. 特殊情况紧急抢救输血推荐方案 [J]. 中国输血杂志, 2014, 27(1): 1-3.

[101] CULIBRK B, STONE E, LEVIN E, et al. Application of the ADVIA cerebrospinal fluid assay to count residual red blood cells in blood components [J]. Vox sanguinis, 2012, 103(3): 186-193.

[102] 兰炯采, 魏亚明, 张印则, 等. Rh阴性患者的科学安全输血 [J]. 中国输血杂志, 2008, 21(2): 84.

[103] VALSAMI S, DIMITROULIS D, GIALERAKI A, et al. Current trends in platelet transfusions practice: the role of ABO-RhD and human leukocyte antigen incompatibility [J]. Asian Journal of Transfusion Science, 2015, 9(2): 117-123.